医学检验速记宝典

俞晓晨 关雪 杨威 主编

Medical
Laboratory
Shorthand
Encyclopedia

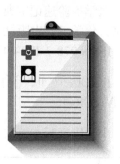

U0209786

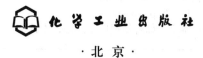

化学工业出版社

·北京·

内容简介

医学检验是临床工作不可缺少的部分，负责检验人体血液、排泄物、分泌物和脱落细胞等标本，通过客观准确的化验指标，为临床医生提供诊疗依据。本书主要包括临床检验基础、临床血液学检验、临床化学检验、临床免疫学检验、微生物学检验、临床寄生虫检验六部分内容；为了方便学习记忆本书还配有图表、记忆口诀，适合随身携带翻阅和记忆。

本书适合医学检验专业师生阅读，也可作为医院检验科工作人员的参考书。

图书在版编目（CIP）数据

医学检验速记宝典 / 俞晓晨，关雪，杨威主编. —
北京：化学工业出版社，2023.7
ISBN 978-7-122-44039-6

Ⅰ. ①医… Ⅱ. ①俞… ②关… ③杨… Ⅲ. ①医学检
验 Ⅳ. ①R446

中国国家版本馆CIP数据核字（2023）第154015号

责任编辑：张 蕾　　　　　　　　装帧设计：史利平
责任校对：王 静

出版发行：化学工业出版社（北京市东城区青年湖南街13号　邮政编码100011）
印　　装：北京建宏印刷有限公司
710mm×1000mm　1/16　印张11　彩插4　字数190千字
2025年5月北京第1版第1次印刷

购书咨询：010-64518888　　　　　　售后服务：010-64518899
网　　址：http://www.cip.com.cn
凡购买本书，如有缺损质量问题，本社销售中心负责调换。

定　　价：88.00元

编写人员名单

主 编

俞晓晨（哈尔滨医科大学附属第一医院）
关 雪（哈尔滨医科大学附属第一医院）
杨 威（哈尔滨医科大学附属第一医院）

副 主 编

刘 淳（哈尔滨医科大学附属第一医院）

编 者

陈 超（哈尔滨医科大学附属肿瘤医院）
代 莉（哈尔滨医科大学附属第一医院）
董莉芹（哈尔滨医科大学附属第一医院）
巩 雪（哈尔滨市疾病预防控制中心）
蒋丽鑫（哈尔滨医科大学附属第一医院）
冷 焱（黑龙江省疾病预防控制中心病毒所）
刘 丹（哈尔滨医科大学附属第一医院）
卢东赫（哈尔滨医科大学附属第一医院）
李 晶（哈尔滨工业大学医院）
李兴东（沈阳市肛肠医院）
孙佳莹（哈尔滨医科大学附属第一医院）
杨旭颖（哈尔滨医科大学附属第一医院）
赵金英（哈尔滨医科大学附属第一医院）
张 娜（哈尔滨医科大学附属第一医院）
周 冰（哈尔滨医科大学附属第一医院）

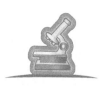

前　言

　　医学检验是对取自人体的材料进行微生物学、免疫学、生物化学、遗传学、血液学、生物物理学、细胞学等方面的检验，从而为预防、诊断、治疗人体疾病和评估人体健康提供信息的一门学科。

　　医学检验师负责检验人体血液、排泄物、分泌物和脱落细胞等标本，通过客观准确的化验指标，为临床医生提供诊疗依据。

　　卫生专业技术资格考试是人力资源和社会保障部与国家卫生健康委员会共同组织实施的国家级专业技术资格考试，该考试实行全国统一组织、统一考试时间、统一考试大纲、统一考试命题、统一合格标准的考试制度。考生通过考试后取得专业技术资格，表明已具备担任卫生系列专业相应技术职务的水平和能力，各用人单位以此为依据，从获得资格证书的人员中择优聘任。医学检验师考试涵盖基础知识、相关专业知识、专业知识、专业实践能力四项。

　　为了帮助广大考生做好考前复习，特组织医学检验一线专家结合考试大纲精心研究历年考试真题、知识点考查深度、知识点考查频率等，对高频考点进行归纳总结，编撰本书。

　　推荐考生在医学检验相关资格考前冲刺使用本书，本书具有知识点准确、高频、密集等特点，适合知识点总结归纳过程的学习。

编者

2024 年 6 月

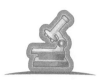

目　录

第4章　临床免疫学检验　　　　　　　　　　093

第5章　微生物学检验　　　　　　　　　　　　　　119

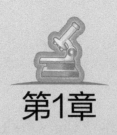

第1章

临床检验基础

1.1　血液标本检查

1.1.1　血液生理概要

1.1.1.1　血液组成

（1）血液由血细胞（红细胞、白细胞、血小板）和血浆组成。血液自然凝固后析出的，或者将血浆除去纤维蛋白原及某些凝血因子后分离出的淡黄色透明液体称为血清。

（2）血清与血浆的差别：血清缺少某些凝血因子，如凝血因子Ⅰ（纤维蛋白原）、凝血因子Ⅱ（凝血酶原）、凝血因子Ⅴ、凝血因子Ⅷ等。

（3）血浆适用于血浆生理性和病理性化学成分的测定，特别是内分泌激素测定。血清适用于临床化学和临床免疫学检查。

1.1.1.2　血液理化性质

（1）酸碱度：正常人血液 pH 为 7.35～7.45，动脉血 pH 约为 7.40，静脉血 pH 约为 7.35。

（2）血浆渗透压：正常人为 280～310mOsm/L。

（3）血容量：正常人血容量为 4～5L，占体重的 6%～8%，其中血浆占55%，血细胞占 45%。女性妊娠期间血容量会增加 23%～25%。

【记忆】"45"，血容量 4～5L，血细胞 45%；孕妇血容量增加 25%，即1/4。

（4）颜色：动脉血为鲜红色；静脉血为暗红色；一氧化碳中毒或氰化物中毒者，血液呈樱红色。

1.1.2 采血方法

1.1.2.1 采血方法

（1）静脉采血法：静脉采血多采用位于体表的浅静脉，通常采用肘正中静脉、手背静脉、内踝静脉或股静脉等。小儿常用采血部位为头皮静脉、颈外静脉、耳后静脉、股静脉等。

（2）皮肤采血法

① 耳垂采血痛感较轻、操作方便，但检查结果不够恒定（如红细胞、白细胞、血红蛋白和血细胞比容等测定结果比手指血或静脉血高）。

② 世界卫生组织（WHO）推荐采集左手无名指指端内侧血液；婴幼儿可采集拇趾或足跟内、外侧缘血液；严重烧伤者，选择皮肤完整处采血。

注意事项

◇ 皮肤消毒后，应待碘伏或75%乙醇挥发后采血。第1滴血混有组织液，应擦去。

◇ 动脉采血法：注意压迫止血，防止血肿。

◇ 止血带结扎时间应小于1min，如超过2min，易使检查结果偏高或偏低。

1.1.2.2 抗凝剂选择

抗凝剂的选择见表1-1。

表1-1 抗凝剂的选择

管盖的颜色	添加剂	抗凝原理	用途
红色	无		生化、血清学
橘红色	促凝剂		快速生化反应
紫色	EDTA（乙二胺四乙酸）	能与血液中钙离子结合成螯合物	全血细胞计数（CBC）
淡蓝色	枸橼酸钠（1：9）		血凝
黑色	枸橼酸钠（1：4）		血沉
灰色	氟化钠、草酸钾	Ca^{2+} 结合形成草酸钙	血糖
绿色	肝素锂	加强抗凝血酶Ⅲ（AT Ⅲ）灭活丝氨酸蛋白酶作用，阻止凝血酶的形成，并阻止血小板聚集等作用	血气、生化、红细胞渗透脆性实验
黄色	聚茴香脑磺酸钠（SPS）		血培养

1.1.2.3 血涂片的制备

① 新载玻片常带有游离碱质，必须用 1mol/L HCl 清洗。

② 载玻片应清洁、干燥、中性、无油腻。

③ 血涂片制备：制备涂片时，血滴越大、角度越大、推片速度越快，血膜越厚，反之则越薄，见图 1-1。

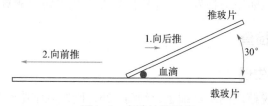

图1-1　血涂片的制备

④ 血细胞比容增高、血液黏度较高时，应采用小血滴、小角度、慢推，可获得满意结果；血细胞比容减低、血液较稀时，应采用大血滴、大角度、快推。疟原虫、微丝蚴等检查可采用厚血膜涂片法。

1.1.2.4　血细胞染色

（1）瑞氏染料：由酸性染料伊红（E^-）和碱性染料亚甲蓝（M^+）溶解于甲醇而成，见图 1-2。缓冲液是磷酸盐缓冲液，用来调节 pH。

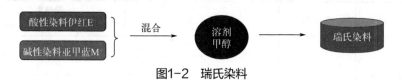

图1-2　瑞氏染料

◇ 甲醇溶解亚甲蓝和伊红；固定细胞形态（物理吸附+化学亲和）。

◇ 嗜酸性物质与伊红结合，染成红色，比如血红蛋白、嗜酸性颗粒。

◇ 嗜碱性物质与亚甲蓝结合，染成蓝色，比如淋巴细胞、嗜碱性颗粒。

◇ 嗜中性物质与伊红和亚甲蓝均可结合，染成淡紫红色，比如嗜中性物质。

◇ pH<pI，染色偏红；pH>pI，染色偏蓝。

（2）pH 的影响：偏酸时，易与伊红结合，红细胞和嗜酸性粒细胞染色偏红；偏碱时，易与亚甲蓝结合，所有细胞呈灰蓝色。

（3）瑞氏染色时如血涂片上有染料颗粒沉积，可滴加甲醇，然后立即用流水冲洗。瑞氏染色过深时可用流水冲洗或浸泡，也可用甲醇脱色。染色过淡可以复染，复染时应先加缓冲液，再加染液。

（4）细胞染色的方法评价：瑞氏染色是血涂片最常用的染色法，对细胞质成分、中性颗粒染色效果好，但对细胞核和寄生虫的染色能力略差。吉姆萨染色对细胞核和寄生虫着色效果较好，但对细胞质成分着色能力较差。采用瑞氏 - 吉姆萨复合染色可得到较满意的效果。

瑞氏染液新配制时偏碱，须于37℃下贮存一段时间，待亚甲蓝逐渐变成天青B。贮存越久，染色效果越好。

【记忆】犹如老酒，越存越香。

染液加甘油以防甲醇挥发，加塞密闭容器存放以防甲醇氧化成甲酸。

1.1.3 红细胞检查

1.1.3.1 红细胞生理

晚幼红细胞脱核成网织红细胞，约需72h，网织红细胞经约48h成完全成熟的红细胞，释放入血液，平均寿命120天，衰老红细胞主要在脾被分解为铁、珠蛋白和胆红素。

红细胞通过血红蛋白（Hb）来实现交换和携带氧气和二氧化碳的功能。Hb是在有核红细胞和网织红细胞内合成的，每克血红蛋白可携带1.34mL氧气。

1.1.3.2 红细胞计数

（1）红细胞计数参考值：见表1-2。

表1-2　红细胞计数参考值

项　目	单　位	年　龄	静脉血	
			男	女
红细胞计数（RBC）	×10^{12}/L	儿童[①] 28天至6月	3.3～5.2	
		6月至6岁	4.0～5.5	
		6～13岁	4.2～5.7	
		13～18岁	4.5～5.9	4.1～5.3
		成人[②] ＞18岁	4.3～5.8	3.8～5.1

①儿童红细胞计数参考区间参考中华人民共和国卫生行业标准WS/T 779—2021《儿童血细胞分析参考区间》。

②成人红细胞计数参考区间参考《全国临床检验操作规程》第4版。

临床意义：高于$6.8×10^{12}$/L，应采取治疗措施；低于参考值低限，为诊断贫血界限，应寻找病因；低于$1.5×10^{12}$/L应考虑输血。

（2）红细胞生理性变化

①年龄与性别的差异：新生儿出生前处于生理性缺氧状态，故红细胞水平较高；男性雄激素水平较高，其中睾酮有促进造血作用，故男性红细胞水平较高。

②精神因素：冲动、兴奋、恐惧、冷水浴刺激等可使肾上腺素增多，导致红细胞增多。

③剧烈体力运动和劳动：需氧量增加，使红细胞生成素（EPO）生成增

加，骨髓加速释放红细胞，导致红细胞增多。

④ 气压减低：氧分压低，在缺氧刺激下，红细胞代偿性增加，使红细胞增高。

⑤ 妊娠和老年人：妊娠中后期，为适应胎盘循环需要，孕妇血容量明显增加，使血液稀释，导致红细胞减少；老年人因造血功能明显减退，导致红细胞减少。

（3）改良牛鲍计数板（图1-3）：将特制的专用盖玻片覆盖其上，形成高0.10mm的计数池。计数池内划有长、宽各3.0mm的方格，平均分为9个大格，每个大格面积为$1.0mm^2$，容积为$0.1mm^3$（$0.1\mu L$）。其中，中央大方格用双线分成25个中方格，位于正中及四角的5个中方格是红细胞和血小板计数区域，每个中方格用单线分为16个小方格。四角的4个大方格是白细胞计数区域，用单线划分为16个中方格。

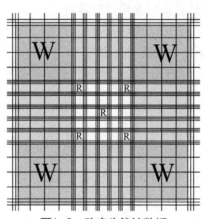

图1-3　改良牛鲍计数板

白细胞计数：$20\mu L$血加入0.38mL白细胞稀释液，相当于白细胞稀释了20倍。

红细胞计数：$10\mu L$血加2mL红细胞稀释液，相当于红细胞稀释了200倍。

① 操作方法：2mL红细胞稀释液中加血$10\mu L$，混匀后，充入计数池，静置3～5min，在高倍镜下，计数中央大方格内正中及四角的5个中方格内的红细胞数。

② 红细胞计数稀释液

A. Hayem液 $\begin{cases} \text{氯化钠（NaCl）——调节渗透压} \\ \text{硫酸钠（} Na_2SO_4 \text{）——防止红细胞聚集、粘连} \\ \text{氯化汞（} HgCl_2 \text{）——防腐剂，有毒} \end{cases}$

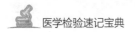
B.枸橼酸钠稀释液 $\begin{cases} 枸橼酸钠——抗凝和维持渗透压 \\ 甲醛——防腐和固定红细胞 \\ 氯化钠——调节渗透压 \end{cases}$

1.1.3.3　血红蛋白测定

氰化高铁血红蛋白（HiCN）测定法原理：血液中除硫化血红蛋白（SHb）外的各种 Hb 均可被高铁氰化钾氧化为高铁血红蛋白，再和 CN^- 结合生成稳定的棕红色复合物——氰化高铁血红蛋白，其在 540nm 处有一吸收峰。此法被 ICSH 推荐为血红蛋白测定的参考方法。但其致命弱点是氰化钾试剂有剧毒，使用管理不当可造成公害。测定后的废液首先用水 1∶1 稀释，再加次氯酸钠充分混匀，放置 15h 以上，使 CN^- 氧化成 CO_2 和 N_2 挥发，或水解成 CO_3^{2-} 和 NH_4^+，再排入下水道。废液不能直接与酸性溶液混合，否则会产生剧毒的氰氢酸气体。

存放 HiCN 转化液的容器应为棕色玻璃瓶。

在正常情况下，99% Hb 的铁原子呈 Fe^{2+} 状态，称为还原 Hb，1% 呈 Fe^{3+} 状态，称为高铁血红蛋白，只有 Fe^{2+} 状态的 Hb 才能与氧结合，称为氧合血红蛋白。红细胞生成素（EPO）、雄激素可促进血红蛋白合成。

 拓 展

Fe 在吸收和形成血红蛋白时为 Fe^{2+}，其余为 Fe^{3+}。

参考值：正常成年男性 130～175g/L，女性 115～150g/L（中华人民共和国卫生行业标准 WS/T 405—2012《血细胞分析参考区间》）；新生儿 180～190g/L；婴儿 110～120g/L；儿童 120～140g/L。

红细胞和血红蛋白水平存在日内波动，上午 7 时达高峰，随后下降。

血红蛋白意义与红细胞计数类似，但对贫血程度的判断优于红细胞计数。比如发生大细胞性贫血或小细胞低色素贫血时，红细胞计数与血红蛋白数值不成比例。大细胞性贫血的血红蛋白数值相对增高，小细胞低色素贫血的血红蛋白减低，但红细胞计数可正常。

1.1.3.4　红细胞形态检查

（1）红细胞形态参考值：瑞氏染色血涂片成熟红细胞形状为双凹圆盘形，细胞大小一致，平均直径 7.2μm，淡粉红色，中央 1/3 为生理性淡染区，胞质内无异常结构。

（2）红细胞大小改变

① 小红细胞：直径 < 6μm。正常人偶见。见于缺铁性贫血、珠蛋白生成

障碍性贫血、遗传性球形红细胞增多症。

② 大红细胞：直径 10 ~ 15μm。见于巨幼细胞贫血、溶血性贫血、恶性贫血等。

③ 巨红细胞：直径＞ 15μm。见于巨幼细胞贫血。

④ 红细胞大小不均：红细胞间直径相差一倍以上。见于严重的增生性贫血（如巨幼细胞贫血）。

（3）红细胞内血红蛋白含量改变

① 正常色素性细胞：红细胞呈淡红色，中央有生理性浅染区。见于正常人、急性失血、再生障碍性贫血和白血病等。

② 低色素性细胞：中央生理性浅染区扩大，成为环形红细胞。见于缺铁性贫血、珠蛋白生成障碍性贫血、铁粒幼细胞贫血、某些血红蛋白病。

③ 高色素性细胞：红细胞中央浅染区消失，整个红细胞染成红色，胞体增大。见于巨幼细胞贫血。

④ 多色性细胞：是尚未完全成熟的红细胞，胞体较大，胞质内尚存少量嗜碱性物质核糖核酸（RNA），红细胞染成灰红色或淡灰蓝色。见于正常人（极少）、骨髓造红细胞功能活跃（如溶血性或急性失血性贫血）。

⑤ 细胞着色不一：同一血涂片同时出现低色素、正常色素性两种细胞，又称双形性红细胞。见于铁粒幼红细胞性贫血。

（4）红细胞形态改变：见表 1-3。

表1-3　常见红细胞形态改变

形态	疾病	病因
球形红细胞	遗传性球形红细胞增多症	红细胞膜异常
椭圆形红细胞	遗传性椭圆形红细胞增多症	红细胞膜异常
靶形红细胞	珠蛋白生成障碍性贫血、阻塞性黄疸、脾切除等	红细胞内血红蛋白化学成分变异和铁代谢异常所致
镰形红细胞	镰状细胞贫血	含有异常血红蛋白 S（HbS），细胞内含有 Heniz 小体或包涵体，或红细胞膜被粘连而拉长所致
泪滴形红细胞	骨髓纤维化	细胞通过阻塞的、管腔狭小的微血管所致
棘形红细胞	遗传性或获得性 β 脂蛋白缺乏症	
裂红细胞	见于弥散性血管内凝血（DIC）、严重烧伤	
缗钱状红细胞	多发性骨髓瘤	血浆中某些蛋白（纤维蛋白、球蛋白）增高，使红细胞正负电荷发生改变
有核红细胞	严重的溶血性贫血、造血系统肿瘤、骨髓纤维化、脾切除等	幼稚红细胞，一岁内婴幼儿可见少量，其余为病理现象
新月形红细胞	某些溶血性贫血 [如阵发性睡眠性血红蛋白尿症（PNH）]	
口形红细胞	遗传性口形红细胞增多症	
红细胞形态不整	巨幼细胞贫血	某些感染、严重贫血

常见红细胞形态见彩图 1-1 ～彩图 1-11。

（5）红细胞内出现异常结构

① 豪 - 乔小体（Howell-Jolly 小体，染色质小体）：细胞核的残留物，暗紫红色圆形小体。

② 卡波环：胞质中脂蛋白变性所致。

③ 嗜碱性点彩红细胞：瑞氏染色后，胞质内出现形态不一的蓝色颗粒（变性 RNA）。见于铅中毒。

④ 寄生虫：常见的有疟原虫，采用厚血膜涂片法。

1.1.3.5　血细胞比容测定

（1）血细胞比容（Hct）：血液中红细胞总体积占全血容积的百分比。

（2）测定参考值：采用温氏法，男性 0.40 ～ 0.50，女性 0.37 ～ 0.48。

增高见于各种原因所致血液浓缩，如大量呕吐、手术后、腹泻、失血、大面积烧伤、真性红细胞增多症、继发性红细胞增多症等。

减低见于各种贫血。但不同类型的贫血，Hct 减少程度与 RBC 计数不一定完全一致。

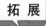

温氏法

EDTA-K_2 或肝素抗凝静脉血 2mL，加入温氏管中，离心后血液分成 5 层，自上而下分别为血浆层、血小板层、白细胞和有核红细胞层、还原红细胞层（紫黑红色）、氧合红细胞层（鲜红色）。

读取还原红细胞层柱高的毫米数，乘以 0.01，即为血细胞比容。

1.1.3.6　红细胞常用参数

（1）红细胞平均值参数：见表 1-4。

表1-4　红细胞平均值参数

参数	计算公式	参考区间
平均红细胞体积（MCV）	MCV=Hct÷RBC×10^{15}；单位：fL，1fL=10^{-15}L	82 ～ 100fL
平均红细胞血红蛋白含量（MCH）	MCH=Hb÷RBC×10^{12}；单位：pg，1pg=10^{-12}g	27 ～ 34pg
平均红细胞血红蛋白浓度（MCHC）	MCHC=Hb÷Hct；单位：g/L	316 ～ 354g/L

（2）贫血的红细胞形态学分类：见表 1-5。

（3）红细胞平均指数仅代表红细胞平均值，有一定局限性。如溶血性贫血和急性白血病，虽属正常细胞性贫血，但红细胞可有明显的大小不均和异形。大细胞性贫血，也可有小红细胞存在；小细胞性贫血，也可有大红细胞。必须做血涂片检查才能较为准确地诊断。

表1-5　贫血的红细胞形态学分类

贫血分类	MCV	MCH	MCHC	病因
正常细胞性贫血	正常	正常	正常	再生障碍性贫血，急性失血性贫血，某些溶血性贫血
大细胞性贫血	增高	增高	正常	各种造血物质缺乏或利用不良导致的贫血
单纯小细胞性贫血	减低	减低	正常	慢性感染，慢性肝肾疾病性贫血
小细胞低色素性贫血	减低	减低	减低	缺铁性贫血，铁利用不良贫血，慢性失血性贫血

（4）红细胞体积分布宽度

① 红细胞体积分布宽度（RDW），反映样本中红细胞体积大小的异质程度。红细胞体积分布宽度变异系数（RDW-CV），反映红细胞分布宽度的指标。RDW-CV 参考值为 11% ～ 16%。

② RDW-CV 可作为缺铁性贫血（IDA）筛选诊断和疗效观察的指标：RDW-CV 增大对 IDA 的诊断灵敏度达 95% 以上，特异性不强，为 IDA 的筛选诊断指标。当铁剂治疗有效时，RDW-CV 开始增大，随后逐渐降至正常。

1.1.3.7　网织红细胞计数

（1）网织红细胞（Ret）是晚幼红细胞脱核后到完全成熟红细胞间的过渡细胞，属于尚未完全成熟的红细胞，其胞质中残存嗜碱性物质核糖核酸（RNA），经活体染色（新亚甲蓝、煌焦油蓝、中性红等染料）后，形成酸与碱性染料复合物，呈深染的颗粒状或网状结构。

（2）测定方法：为提高网织红细胞计数的精度和速度，ICSH 推荐使用米勒（Miller）窥盘（图 1-4）。

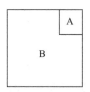

图1-4　米勒（Miller）窥盘
小方格A计数红细胞，大方格B计数网织红细胞

网织红细胞百分比（Ret%）=B内网织红细胞个数/（9×A内红细胞数）×100%

（3）网织红细胞计数参考值　显微镜计数法，成人 0.008 ～ 0.02 或绝对数（24 ～ 84）×10^9/L；新生儿 0.02 ～ 0.06。

（4）临床意义　判断骨髓红细胞造血情况；观察贫血疗效；骨髓移植后监测。

（5）网织红细胞分型根据不同发育阶段分为 4 型。

Ⅰ型（丝球型）：红细胞充满网状物，见于骨髓。

Ⅱ型（网型）：红细胞网状物结构松散，见于骨髓。

Ⅲ型（破网型）：红细胞网状物结构稀少，呈不规则枝点状排列，见于外周血。

Ⅳ型（点粒型）：红细胞内为分散的细颗粒、短丝状网状物，见于外周血。

（6）网织红细胞参数

Ret%：网织红细胞比率。

Ret#：网织红细胞绝对值。

LFR：弱荧光网织红细胞。

MFR：中荧光网织红细胞。

HFR：强荧光网织红细胞。

IRF：未成熟网织红细胞，IRF=MFR+HFR。

RPI：网织红细胞生成指数。

RMI：网织红细胞成熟指数，RMI=（MFR+HFR）/LFR×100。

注：荧光越强，表示网织红细胞含核酸越多，细胞也就越幼稚。

1.1.3.8 点彩红细胞计数

质量控制：须选择红细胞分布均匀的区域。

参考值：< 0.03%。

拓 展

嗜碱性点彩红细胞属于红细胞的形态异常，或者说是结构异常。

嗜多色性红细胞属于细胞色素异常，本质上是尚未完全成熟的红细胞。

1.1.3.9 红细胞沉降率测定

（1）红细胞沉降率，又称血沉（ESR），指离体抗凝血静置后，红细胞在单位时间内沉降的速度，分为三期：①缗钱状红细胞形成期，数分钟至10min；②快速沉降期，缗钱状红细胞以等速下降，约40min；③细胞堆积期（缓慢沉积期），红细胞堆积到试管底部。

（2）魏氏法：将离体抗凝血液置于特制刻度测定管内，垂直立于室温中，1h后读取红细胞层下沉距离，用毫米（mm）数值报告。

（3）红细胞沉降率测定参考值

①魏氏法：男性 0～15mm/h，女性 0～20mm/h；儿童，0～10mm/h。

②潘氏法：成人男性 0～10mm/h，女性 0～12mm/h。

【重点】 魏氏法为 ICSH 推荐方法；潘氏法用血量少，适用于儿童。

（4）红细胞沉降率：红细胞沉降率影响因素及其影响见表1-6。

表1-6　红细胞沉降率影响因素及其影响

红细胞沉降率影响因素	增快或减慢	成分	举例
血浆蛋白	↑	纤维蛋白原、急性反应蛋白、免疫球蛋白、巨球蛋白	DIC 消耗性低凝血期由于纤维蛋白原减少而红细胞沉降率↓；老年人↑；（纤维蛋白原升高）炎症及组织损伤或坏死↑（心肌梗死红细胞沉降率↑，但心绞痛时，红细胞沉降率不增快）；多发性骨髓瘤↑；恶性肿瘤↑，但良性肿瘤多正常
	↓	清蛋白、卵磷脂	
脂质	↑	胆固醇、甘油三酯	乳糜血红细胞沉降率↑
红细胞数量	↑	数量减少	贫血↑（包括妊娠期妇女）【轻度贫血会使红细胞沉降率增快，重度贫血红细胞沉降率反而减慢】
	↓	数量增多	真性或相对性红细胞增多症↓
红细胞直径	↓	球形红细胞，镰形红细胞	遗传性球形红细胞增多症↓、镰状细胞贫血症↓
室温	↓		室温过低使红细胞沉降率减慢

1.1.4　白细胞检查

1.1.4.1　白细胞发育过程

一个原粒细胞经过增殖发育，最终生成 8 ～ 32 个分叶核粒细胞，成熟粒细胞进入血液后仅存 6 ～ 10h。正常情况下，每小时进行更新的粒细胞占 10%。

粒细胞发育阶段分为分裂池、成熟池、贮备池、循环池和边缘池等。进入外周血的成熟粒细胞有一半随血液而循环，形成循环池，另一半黏附于微静脉血管壁，形成边缘池。白细胞计数值就是循环池的粒细胞数。进入外周血的边缘池和循环池粒细胞保持动态平衡。

① 分裂池：包括原粒细胞、早幼粒细胞和中幼粒细胞，能合成 DNA，具有分裂能力。

② 成熟池：包括晚幼粒细胞和杆状核粒细胞，失去分裂能力。

③ 贮备池：包括杆状核粒细胞和分叶核粒细胞，成熟粒细胞贮存于骨髓，在贮备池中停留 3 ～ 5 天，数量为外周血的 5 ～ 20 倍。贮备池中的粒细胞，在机体受到感染和其他应激反应时，可释放入循环血液。

④ 循环池：进入外周血的成熟粒细胞有一半随血液而循环，白细胞计数值就是循环池的粒细胞数。

【注意】白血病时，由于细胞周期延长，导致循环池细胞运转时间延长，白细胞水平增高。

⑤ 边缘池：进入外周血的另一半成熟粒细胞，黏附于微静脉血管壁，边缘池和循环池粒细胞保持动态平衡。中性粒细胞具有趋化、变形、黏附作用以及吞噬、杀菌等功能。

拓展

化脓性感染、烧伤、晚期肿瘤等导致白细胞增多，由于趋化因子作用，使贮备池细胞释放入循环池。严寒、强热、冬泳等外界刺激导致白细胞增高，就是由于边缘池的白细胞进入循环池所致。

总 结

生理因素导致的白细胞升高，是由于粒细胞由边缘池进入循环池。

炎症反应、晚期肿瘤等所致白细胞增多是由于粒细胞由贮备池细胞进入循环池，类白血病反应也是属于此类。

白血病中白细胞增高是由于细胞周期延长、循环池白细胞数量升高所致。

1.1.4.2 白细胞参考值

成人：$(3.5 \sim 9.5) \times 10^9/L$。

6个月至2岁婴幼儿$(11 \sim 12) \times 10^9/L$。

新生儿：$(15 \sim 20) \times 10^9/L$。

各型白细胞占比：见表1-7。

血涂片上WBC分布密度与WBC数量关系：见表1-8。

白细胞总数与白细胞分类的关系：见表1-9。

表1-7 各型白细胞占比

细胞类型	占比/%	绝对值/($\times 10^9/L$)
中性杆状核粒细胞	$1 \sim 5$	$0.04 \sim 0.5$
中性分叶核粒细胞	$50 \sim 70$	$2 \sim 7$
嗜酸性粒细胞	$0.5 \sim 5$	$0.02 \sim 0.5$
嗜碱性粒细胞	$0 \sim 1$	$0 \sim 1$
淋巴细胞	$20 \sim 40$	$0.8 \sim 4$
单核细胞	$3 \sim 8$	$0.12 \sim 0.8$

表1-8 血涂片上WBC分布密度与WBC数量关系

血涂片上WBC数/(HPF)	WBC绝对值/($\times 10^9/L$)	血涂片上WBC数/(HPF)	WBC绝对值/($\times 10^9/L$)
$2 \sim 4$	$4 \sim 7$	$6 \sim 10$	$10 \sim 12$
$4 \sim 6$	$7 \sim 9$	$10 \sim 12$	$13 \sim 18$

表1-9　白细胞总数与分类白细胞数的关系

白细胞数 / （×10⁹/L）	应分类的白细胞数 / 个	白细胞数 / （×10⁹/L）	应分类的白细胞数 / 个
＜4	50～100	20～30	300
4～10	100	＞30	400
10～20	200		

白细胞计数临床意义：由于中性粒细胞占白细胞总数的50%～70%，其增高和减低直接影响白细胞总数变化，所以白细胞计数与中性粒细胞计数的临床意义基本一致。外周血中性粒细胞绝对值低于 1.5×10^9/L，称为粒细胞减少症；当中性粒细胞低于 0.5×10^9/L，临床有发热、感染等症状时，则称为粒细胞缺乏症。

拓　展

粒细胞缺乏症诊断最关键的指标是骨髓中缺乏成熟阶段的中性粒细胞。

1.1.4.3　中性粒细胞异常的临床意义

（1）生理变化

① 年龄变化：新生儿白细胞较高，可达（15～20）×10⁹/L，3～4天后降至 10×10^9/L，约保持3个月，逐渐降至成人水平。

新生儿中性粒细胞第6～9天降至与淋巴细胞大致相等水平，随后淋巴细胞逐渐增多，4～5岁两者基本相等，形成中性粒细胞和淋巴细胞2次交叉变化曲线，到青春期时与成人相同。

② 日间变化：在安静、休息时白细胞数较低，在活动、进食后白细胞数较高。早晨较低，下午较高。一日内最高值和最低值可相差1倍。

③ 运动、疼痛、情绪变化：脑力和体力劳动、冷热水浴、日光或紫外线照射等使白细胞轻度增高。严寒、暴热使白细胞数高达 15×10^9/L 或更高。剧烈运动、剧痛、情绪激动使白细胞显著增高。

④ 妊娠与分娩：妊娠超过5个月白细胞可达 15×10^9/L 以上，妊娠最后1个月波动于（12～17）×10⁹/L，分娩时白细胞可达 34×10^9/L，分娩后2～5天恢复正常。

⑤ 其他：吸烟者白细胞计数高于非吸烟者30%（包括中性粒细胞、淋巴细胞和单核细胞）。

（2）病理性变化

① 反应性增多：见于急性感染或炎症、广泛组织损伤或坏死、急性溶血、急性失血（WBC增高可作为早期诊断内出血的指标之一）、急性中毒、恶性肿瘤（如非造血系统恶性肿瘤）、其他原因（如类风湿关节炎、自身免疫性溶血性贫血、痛风、严重缺氧，应用皮质激素、肾上腺素、氯化锂等）。

类白血病反应：机体对某些刺激所产生的类似白血病表现的血象反应。异常增生性增多，比如粒细胞白血病、骨髓增殖性疾病。

② 中性粒细胞降低：当中性粒细胞绝对值低于 1.5×10^9/L，称为粒细胞减少症，低于 0.5×10^9/L 时，称为粒细胞缺乏症，主要见于以下情况。

A. 某些感染，如伤寒、副伤寒、病毒感染。伤寒患者外周血中白细胞减少，细菌内毒素抑制骨髓释放成熟粒细胞进入血液。

B. 血液病，如典型的再生障碍性贫血、少数急性白血病。

C. 慢性理化损伤，如电离辐射（X 线等）、长期服用氯霉素后。

D. 自身免疫性疾病，如系统性红斑狼疮（SLE）等。

E. 脾功能亢进，如门脉性肝硬化、班替综合征等。

③ 中性粒细胞核象变化：正常外周血中性粒细胞以 3 叶核为主，占 40% ～ 50%，杆状核与分叶核比值为 1∶13，主要变化如下。

A. 核左移：外周血中杆状核粒细胞增多和（或）出现晚幼粒、中幼粒、早幼粒等细胞时（＞5%）称为核左移。

再生性左移是指核左移伴有白细胞总数增高，表示机体反应性强、骨髓造血功能旺盛，见于感染（尤其急性化脓性感染）、急性中毒、急性溶血、急性失血等。

重度左移是指白细胞总数及中性粒细胞百分数明显增高，杆状核粒细胞 ＞ 25%，并出现幼稚的粒细胞。

退行性左移是指核左移而白细胞总数不增高甚至减低，见于再生障碍性贫血、粒细胞减少症、严重感染（如伤寒、败血症等）。

B. 核右移：中性粒细胞核分叶 5 叶以上者超过 3% 称为核右移，常伴白细胞总数减低，为造血物质缺乏、脱氧核糖核酸减低、骨髓造血功能减退所致。见于营养性巨幼细胞贫血、恶性贫血、应用抗代谢药物（如阿糖胞苷、6-巯基嘌呤等）、炎症恢复期。

（3）中性粒细胞异常形态：见图 1-5。

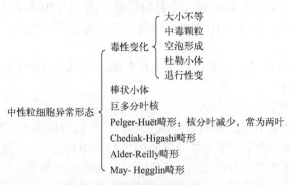

图1-5　中性粒细胞异常形态

中性粒细胞异常形态中的毒性改变及特点见表1-10。

表1-10　中性粒细胞异常形态中的毒性改变及特点

毒性改变	特点
大小不等	
中毒颗粒	比正常中性颗粒粗大，大小不等，分布不均匀，颗粒呈黑色或紫黑色
空泡形成	细胞脂肪变性或颗粒缺失，提示细胞发生吞噬现象
杜勒小体	细胞内的嗜碱性区域，提示出现了严重感染
退行性变	胞体肿大、结构模糊、边缘不清晰，出现核固缩、核肿胀、核溶解

1.1.5　血液分析仪及其临床应用

1.1.5.1　检测原理

（1）电阻抗法血液分析仪检测原理也叫库尔特原理。电阻抗法血细胞分析仪检测原理：脉冲振幅大，细胞大；脉冲数量多，细胞多。

（2）白细胞分类计数原理：根据电阻抗法原理，经溶血剂处理的、脱水的、不同体积的白细胞通过小孔时，脉冲大小不同，将体积为 35 ～ 450fL 的白细胞分为 256 个通道。

> **拓展**
>
> 　　横坐标为细胞体积，纵坐标为不同体积细胞的相对频率（百分率），称为细胞直方图。在白细胞直方图上细胞排列的顺序不是细胞的原始大小，而是经过溶血剂处理后的细胞大小。白细胞中体积最大的是单核细胞，但在直方图中，只在中间型细胞区（又叫单核细胞区）。见图1-6。
>
>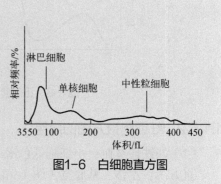
>
> 图1-6　白细胞直方图

（3）血红蛋白测定原理：当稀释血液中加入溶血剂后，红细胞溶解并释放出血红蛋白，血红蛋白与溶血剂中的某些成分结合形成一种血红蛋白衍生物，在特定波长（530 ～ 550nm）下比色，吸光度变化与稀释液中 Hb 含量成正比，最终显示浓度。

（4）激光与细胞化学法中过氧化物酶检测通道：过氧化物酶活性排序为嗜酸性粒细胞＞中性粒细胞＞单核细胞，淋巴细胞和嗜碱性粒细胞无过氧化物酶活性。

（5）幼稚细胞检测系统：在细胞悬液中加入硫化氨基酸，幼稚细胞的结合量多于较成熟的细胞。

（6）正常白细胞直方图，在35～450fL范围内分布3个细胞群体，见图1-7。

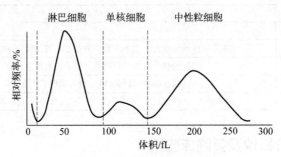

图1-7　正常白细胞直方图

（7）正常血小板直方图，在2～30fL范围内分布，呈左偏态分布，集中分布于2～15fL内，见图1-8。当有大血小板或小红细胞、聚集血小板时，直方图显示异常。

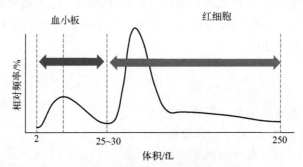

图1-8　正常血小板和红细胞分布

1.1.5.2　红细胞直方图的应用

（1）缺铁性贫血：小细胞低色素不均一性贫血。

直方图：左移、基底宽（图1-9）。

（2）轻型珠蛋白生成障碍性贫血（地中海贫血）：小细胞低色素均一性贫血。

直方图：左移，基底基本不变（图1-10）。

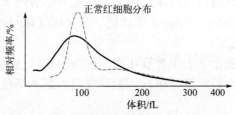

图1-9　小细胞低色素不均一性贫血

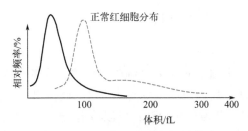

图1-10 小细胞低色素均一性贫血

1.1.6 血型和输血

1.1.6.1 血型

早期血型是指红细胞表面抗原的差异，目前发现，血小板和白细胞表面抗原也存在差异。因此，血型是指红细胞、白细胞和血小板表面抗原系统。

（1）ABO抗原，遗传基因位于第9号染色体长臂三区四带。ABO抗原的遗传：决定ABO血型遗传的基因座上，有A、B、O三个等位基因。A、B基因为显性基因，O基因为隐性基因。可组成6种基因型（AA、AB、AO、BO、BB、OO），遗传时遵循共显性遗传的规律，在子代形成A、B、O和AB 4种表现型，即血型。

ABO抗原的发生：5～6周胎儿红细胞已可测出ABO抗原。新生儿A、B抗原位点较成人少，一般在生后18个月时才能充分表现出抗原性，但抗原性也仅为成人的20%，所以胎儿不做反定型。

ABO血型物质不仅存在于红细胞、白细胞、血小板及其他组织细胞表面，也存在于唾液（含量最丰富）、尿液、乳汁等体液中，但脑脊液中无血型物质。

ABO血型定型见表1-11。

表1-11 ABO血型定型

正向定型			反向定型			血型
抗A	抗B	抗AB	A型红细胞	B型红细胞	O型红细胞	
-	-	-	+	+	-	O型
+	-	+	-	+	-	A型
-	+	+	+	-	-	B型
+	+	+	-	-	-	AB型

注：+表示红细胞出现凝集为阳性；-表示红细胞呈散在游离状态为阴性。

（2）Rh基因

①Rh抗原：常见Rh抗原有C、D、E、c、d、e，虽从未发现过d抗原及抗d活性，但仍保留"d"符号。因此，Rh抗原只有5种，这5种抗原中D的抗原性最强，对临床最为重要，俗称抗大D。临床上，习惯将有D抗原者称为Rh阳性，而将虽有其他Rh抗原而无D抗原者称为Rh阴性。

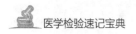

②Rh 抗体：免疫型 IgG 为主。

1.1.6.2 交叉配血

原则：主侧，受者血清 + 供者红细胞；次侧，受者红细胞 + 供者血清。

（1）盐水配血法：简单快速。主要缺点是只能检出不相配合的全抗体，而不能检出不完全抗体。聚凝胺配血法：可以检出 IgM 与 IgG 两种性质的抗体。

（2）抗球蛋白法配血法：又称 Coombs 试验，是最可靠的确定不全抗体的方法。

抗 A、抗 B 和抗 AB 标准血清，均采自健康人，并应符合下述条件。

① 特异性：只能与相应的红细胞抗原发生凝集，无非特异性凝集。

② 效价：我国标准抗 A 和抗 B 血清效价均在 1∶128 以上。

③ 亲和力：我国标准要求抗 A 对 A_1、A_2 及 A_2B 发生反应开始出现凝集的时间分别是 15s、30s 和 45s；抗 B 对 B 型红细胞开始出现凝集的时间为 15s。凝集强度为 3min 时，凝块不小于 $1mm^2$。

④ 冷凝集素效价：在 1∶4 以下。

⑤ 无菌。

⑥ 灭活补体。

（3）卡式配血 / 血型鉴定检测法：已成为国际安全输血检查的推荐方法。

血液保存液常用种类：可分为 ACD 保存液（A 枸橼酸、C 枸橼酸三钠、D 葡萄糖）和 CPD 保存液（C 枸橼酸三钠、P 磷酸盐、D 葡萄糖及枸橼酸）两类保存液。在 CPD 中加腺嘌呤即为 CPDA-1。

总　结

（1）盐水配血法：不能检出不完全抗体。

（2）抗球蛋白配血法，又称 Coombs 试验，是经典和可靠的确定不完全抗体的方法，不利于急诊检查和血库的大批量工作。

（3）酶介质配血法：作为配血的初筛试验。

（4）聚凝胺配血法：可检出 IgM 和 IgG 两种性质抗体。

（5）凝胶配血法：又称微管（板）凝胶抗蛋白试验，可用于全自动血型分析仪的交叉配血。卡式配血 / 血型鉴定检测法已成为国际安全输血检查推荐的方法。

1.1.6.3 保存液的作用

（1）枸橼酸盐：是所有抗凝保存液中的基本抗凝物质。最常用的是枸橼酸三钠，除抗凝作用外，它还能阻止溶血的发生。

（2）枸橼酸：避免保存液中的葡萄糖在消毒中焦化。

（3）葡萄糖：红细胞代谢所必需的营养成分，可延长红细胞保存时间，且防止溶血；并减慢细胞中有机磷的消失，防止红细胞储存损伤。

（4）腺嘌呤：可促进红细胞 ATP 合成，延长红细胞的保存期（达 35 天）。

（5）磷酸盐：提高保存液 pH，延长红细胞的保存期。

1.1.6.4　新生儿溶血病

ABO 血型溶血常发生在第一胎，Rh 血型溶血一般发生在第二胎。常见新生儿溶血病类型见表 1-12。

表1-12　常见新生儿溶血病类型

类型	母亲血型	父亲血型	患儿血型	发病情况
ABO 新生儿溶血	O	A、B 或 AB（A 多见）	A、B（A 多见）	常见，较轻微
Rh 新生儿溶血	Rh⁻	Rh⁺	Rh⁺	严重，多见于第二胎

单纯 Rh 溶血，可以采用 Rh 血型和母亲相同的血型，而 ABO 血型与婴儿同型或 O 型血；同时合并 ABO 与 Rh 溶血，这时只能采用 Rh 阴性 O 型红细胞和 AB 型血浆的混合血液交换输血。

（杨　威）

1.2　尿液标本检查

1.2.1　肾脏解剖基础

孔径屏障：分子量 1.5 万～7 万的物质可部分通过；而分子量大于 7 万的物质（如球蛋白、纤维蛋白原等）几乎不能通过。肾小管分泌作用包括肾小管和集合管的泌 H^+、NH_4^+ 的作用及 Na^+-H^+ 交换作用。肾单位组成及功能见图 1-11。

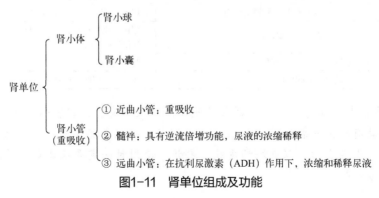

图1-11　肾单位组成及功能

1.2.2 尿液标本

尿标本采集容器应符合以下条件：材料由不与尿液成分发生反应的惰性一次性环保型材料制成；一般应能容纳 50mL 以上尿液；必须干燥、清洁，无污染物、无渗漏、无化学物质。

尿液标本的种类见表 1-13。

表1-13 尿液标本的种类

标本		特点	用途
晨尿		浓缩，酸化，有形成分多，HCG 浓度高	尿液有形成分检查，HCG
随机尿		易得，新鲜	门诊、急诊检验
计时尿	3h	一般收集上午 6～9 时时段尿液样本	尿液有形成分，如 1h 尿排泄率检查等
	24h	收集上午 8 时第一次排尿，直至次日上午 8 时最后一次排尿的全部尿液	化学成分定量，肌酐，总蛋白，电解质，尿浓缩结核分枝杆菌检测
	餐后	午餐后至下午 2 时	病理性糖尿病，蛋白尿或尿胆原
	特殊	尿三杯实验	多用于男性下尿路以及生殖系统疾病定位初步判断
无菌尿		清洁中段尿，导管尿，耻骨上穿刺尿	

1.2.3 尿液防腐剂

尿液防腐剂的种类见表 1-14。

表1-14 尿液防腐剂的类型

防腐剂	特点	应用
甲醛	固定尿液有形成分	常用于细胞、管型检测
甲苯	尿液样本表面形成薄膜，阻止化学成分与空气接触	尿糖、离子、尿蛋白等成分定量定性检测
浓盐酸	浓盐酸能够使尿液保持酸性，阻止细菌繁殖，同时防止一些化学物质因尿液碱化而分解；也可以保护激素等成分	定量测定尿 17- 羟、17- 酮、肾上腺素、儿茶酚胺、尿免疫球蛋白 κ/λ 轻链、Ca^{2+}、P 等
冰醋酸	有保护 5- 羟色胺、醛固酮作用	尿 5- 羟色胺、醛固酮检测
麝香草酚	抑制细菌生长，保护有形成分	尿液显微镜检查，浓缩结核分枝杆菌检查以及化学成分检测
戊二醛	尿液沉淀物固定防腐	管型
碳酸钠	有碱化尿液的作用	尿胆原、尿卟啉检测

【注意】甲苯易挥发，有刺激性气味，对人体有害，需密封、避光保存。浓盐酸具有极强的腐蚀性，常温下容易挥发，所以容器要耐腐蚀、耐压。务必告知使用者小心，以免烧灼皮肤、衣物，使用时一定要收集第一次尿液以后再加防腐剂。

1.2.4 尿理学检验

尿常规参数如下。

（1）尿量参考值：成年人 1000 ～ 2000mL/24h。儿童按每公斤体重计排尿量，为成年人的 3 ～ 4 倍。多尿：尿量 > 2500mL/24h。少尿：尿量 < 400mL/24h，或 < 17mL/h。无尿：尿量 < 100mL/24h，或 12h 无尿液产生。

（2）随机尿比重：成人 1.003 ～ 1.035；新生儿 1.002 ～ 1.004。

（3）尿渗量是指尿中具有渗透活性的全部溶质微粒的总数量，主要与尿中溶质颗粒数量及所带电荷有关，与颗粒大小关系不大，在评价肾浓缩和稀释功能上，优于尿比重。

尿渗量的参考值最大范围为 44 ～ 1400mmol/L，一般为 600 ～ 1000mmol/L；尿渗量 / 血浆渗量之比为（3.0 ～ 4.7）：1。

（4）气味：新鲜尿液具有微弱芳香气味；新鲜尿液若有氨味多见于慢性膀胱炎、慢性尿潴留；糖尿病酮症尿液呈烂苹果味；苯丙酮尿症尿液呈老鼠屎味；有机磷中毒尿液呈蒜臭味；尿路感染和膀胱癌尿液呈腐败臭味。

1.2.5 尿有形成分检验

1.2.5.1 有形成分常规检测

（1）标本采集及保存：尿标本采集后，一般应在 2h 内及时送检，最好在 30min 内完成检验。多保存在 2 ～ 8℃冰箱内，尿液标本冷藏时间最好不超过 6h。

（2）尿沉渣标准化操作：尿液 10mL，相对离心力（RCF）400g，离心 5min，保留 0.2mL 尿沉渣。检查细胞，低倍镜：20 个视野（管型、结晶）；高倍镜：10 个视野（细胞）；报告形式：细胞 ××/HPF；管型 ××/LPF。

1.2.5.2 血尿的检测

肉眼血尿：每升尿含血量 ≥ 1mL。

镜下血尿：尿液经离心沉淀镜检时发现红细胞数 > 3/HPF。

【记忆】尿液红细胞参考值 0 ～ 3/HPF，白细胞 0 ～ 5/HPF。

（1）均一性红细胞血尿（非肾小球性血尿）：红细胞外形及大小多正常，形态较一致。整个尿标本中红细胞形态不超过 2 种。

（2）非均一性红细胞血尿（肾小球性血尿）：红细胞大小不一，体积可相差 3 ～ 4 倍，尿中可见 2 种以上形态红细胞，如大红细胞、小红细胞、棘形红细胞等。

（3）混合型（肾性血尿）：异形红细胞 ≥ 80%。非肾性血尿，异形红细胞

≤ 50%，大部分红细胞为正常红细胞（或均一性红细胞）。

血尿与血红蛋白尿的鉴别见表 1-15。

表1-15　血尿与血红蛋白尿的鉴别

项目	血尿	血红蛋白尿
离心后上清液	红色消退	红色
镜检沉淀物	可见大量完整的红细胞	不见红细胞或仅见碎片
离心后上清隐血试验	阴性或弱阳性	强阳性
离心后上清白蛋白定性	减弱或阴性	阳性不变

血红蛋白尿与假性血尿鉴别：卟啉尿外观呈红葡萄酒色。

1.2.5.3　尿液细胞检测

常见尿液细胞类型见表 1-16、彩图 1-12。

表1-16　常见尿液细胞类型

细胞类型		形状描述	临床意义
红细胞		无核、双凹圆盘状	鉴别红细胞形态有助于判断是肾源性还是非肾源性疾病
白细胞		以中性粒细胞为主（胞浆内颗粒清晰可见、胞核清楚，常分散存在）	泌尿系统及邻近组织器官感染或炎症疾病诊断
上皮细胞	肾小管上皮细胞	来自肾小管立方上皮。肾小管上皮细胞形态不一，又称多边细胞，略大于中性粒细胞（约为1.5倍），核突出易见	尿中肾小管上皮细胞增多，提示肾小管病变。见于各种肾炎，肾移植术后1周及排斥反应后
	移行上皮细胞	表层移行上皮／大圆上皮细胞，为WBC的4～5倍	膀胱炎时可见大圆上皮细胞成片脱落
		中层移行上皮（尾行上皮细胞）	常提示肾盂肾炎，大量出现时应警惕膀胱尿路上皮细胞癌
		底层移行上皮（小圆上皮细胞），形态较圆，胞核较小	
	复层鳞状上皮细胞	胞体大而扁平，外形不规则，多边多角，边缘常卷折，胞核小，居中，呈圆形或椭圆形，胞质丰富	大量出现或片状脱落，或伴白细胞、脓细胞，多见于尿道炎；女性患者应排除阴道分泌物的污染
吞噬细胞		有2种：①小吞噬细胞，来自中性粒细胞；②大吞噬细胞，来源于组织中的单核细胞	尿中出现吞噬细胞提示尿路感染
其他细胞		柱状上皮细胞，多核巨细胞，病毒感染细胞及其包涵体	

1.2.5.4　尿液管型的检测

常见尿液管型见表 1-17，彩图 1-13～彩图 1-16。

表1-17　常见尿液管型

管　型		特　点
透明管型		参考值 0 ~ 1/LPF，正常人可以出现，如持续出现大量透明管型，同时可见异常粗大的透明管型和红细胞，表明肾小管上皮细胞有剥脱现象，提示肾有严重病变
细胞管型	红细胞管型	常见于急性肾小球肾炎
	白细胞管型	常见于急性肾盂肾炎
	肾小管上皮细胞管型	肾移植患者术后 3 天，尿液中出现肾小管上皮细胞管型为排斥反应的可靠指标之一。描述：细胞呈瓦片状排列
颗粒管型		管型内含有大小不等的颗粒物，含量超过 1/3。颗粒管型的出现和增多，提示肾有实质性病变
蜡样管型		外形似蜡烛样，折光性强，有切迹。出现蜡样管型，常提示肾小管有严重病变
脂肪管型		出现脂肪管型，提示肾小管损伤，尤多见于肾病综合征
宽大管型		常见于肾衰竭或昏迷患者，又称"肾衰管型"或"昏迷管型"

1.2.5.5　尿液结晶的检测

常见尿液结晶见表 1-18。

表1-18　常见尿液结晶

结晶		形状	意义
生理性结晶	草酸钙结晶	信封形、八面体、哑铃形	一般无临床意义，当大量持续出现在新鲜尿液中时，可成为尿路结石的诊断依据之一
	尿酸结晶	菱形或花瓣形，尿酸是核蛋白中嘌呤代谢的产物	
	磷酸盐结晶	方柱状、棺盖状	
	非晶形盐类（尿酸盐类、磷酸盐类）	一盘散沙，尿酸盐为粉色，磷酸盐为白色	
病理性结晶	胆红素结晶	黄色，呈成束的针状或小块状	梗阻性黄疸、急性重型肝炎、肝硬化、肝癌等
	胆固醇结晶	缺角的方形薄片状	肾淀粉样变，脂肪变
	胱氨酸结晶	六边形片状	泌尿系统结石：肾结石、膀胱结石
	亮氨酸结晶	黄褐色的小球状，具有辐射状和同心纹	蛋白分解产物，急性重型肝炎，急性磷中毒，氯仿中毒，肝硬化
	酪氨酸结晶	黑色的细针状，呈束状或羽毛状排列	
	磺胺药物结晶	棕黄色、不对称的麦秆束状	大量磺胺结晶，伴随红细胞或管型，表示肾脏已受磺胺药物损害，应立即停药

【尿液检查考点总结】见表 1-19。

表1-19　尿液检查考点总结

疾病	病因	特征
急性肾小球肾炎	A组β溶血性链球菌急性感染后引起的免疫复合性肾小球肾炎	血尿、蛋白尿、水肿，高血压 尿液中：大量异形红细胞，可出现红细胞管型、蛋白尿
肾盂肾炎	尿路上行感染	肾区叩击痛，发热；尿液出现脓细胞、闪光细胞、白细胞管型
膀胱炎	尿路感染	尿频，尿急，尿痛，脓尿；尿白细胞增多，大圆上皮细胞成片脱落，但无管型
肾病综合征	肾小球滤过膜受损	三高一低：高脂血症，高度水肿，大量蛋白尿【（＞3.5g/d），或者尿蛋白定性＋＋＋】，低蛋白血症；可出现脂肪管型
肾移植后排异反应		尿中可出现大量淋巴细胞及单核细胞

1.2.6　尿液化学检查

（1）在正常饮食条件下，晨尿多偏弱酸性，多数尿液标本 pH 5.5～6.5，平均 pH 6.0。随机尿 pH 4.5～8.0。

（2）尿液中蛋白质超过 150mg/24h 或超过 100mg/L 时，蛋白定性试验呈阳性，即称为蛋白尿。

① 选择性蛋白尿：主要成分是相对分子量4万～9万的白蛋白。相对分子量＞9万的蛋白则极少出现。当尿蛋白定量＞3.5g/24h 时，称为肾病性蛋白尿，最典型的病例是肾病综合征。

②非选择性蛋白尿：反映肾小球毛细管壁有严重破裂损伤。

③肾小管性蛋白尿：出现以小分子蛋白为主的蛋白尿。

1.2.7　尿液分析

（1）检查项目

①尿液干化学检查（分10项和11项，区别在于有无维生素C）。

②项目：葡萄糖（GLU）；蛋白质（PRO）；胆红素（BIL）；尿胆原（URO）；酸碱度（pH）；尿比重（SG）；酮体（KET）；隐血（BLD）；亚硝酸盐（NIT）；白细胞酯酶（LEU）。

【注意】如果在干化学尿试带质量合格、尿液分析仪运转正常的情况下，试验结果中白细胞、红细胞、蛋白质、亚硝酸盐有一项阳性结果，必须同时进行显微镜检查，为临床提供准确的报告。

（2）检查结果

① 酸碱度：假阳性，放置过久，因细菌繁殖，分解尿素产氨或尿液 CO_2 自然扩散造成丢失；假阴性，试带在尿液中浸渍时间过长，使尿 pH 减低。

② 尿比重（SG）：尿液 pH > 7.0 时，造成结果偏低，应在测定结果的基础上增加 0.005，作为碱性尿损失的补偿。

③ 尿糖：维生素 C 使班氏法产生假阳性，干化学法产生假阴性。

假阳性：尿液被过氧化物、次氯酸盐、强氧化性清洁剂污染。

假阴性：大量水杨酸盐、维生素 C 超过 500mg/L、尿酮体超过 0.4g/L 或尿比重过高。

④ 尿蛋白：尿液中蛋白质超过 150mg/24h 或超过 100mg/L 时，蛋白定性试验呈阳性，即称为蛋白尿。常用尿蛋白检测法见表 1-20。

表1-20　常用尿蛋白检测法

项目	试带法	磺基水杨酸法
原理	pH 指示剂蛋白误差法	蛋白质为两性物质，在酸性环境中带正电荷，而磺基水杨酸根带负电，正好与蛋白质结合沉淀，显示液体中有蛋白存在
敏感性	对白蛋白较敏感，对球蛋白不敏感，球蛋白的敏感性仅为白蛋白的1/50～1/100，可漏检本-周蛋白。最适 pH 5～7	与白蛋白、球蛋白、糖蛋白和本-周蛋白均能反应，不能和 T-H 糖蛋白发生反应
特点	临床筛检	灵敏度高，参考方法，确证方法
影响因素	假阴性：尿液 pH ≤ 3.0、滴注青霉素 假阳性：尿液呈强碱性（pH ≥ 9.0）；服用奎宁、嘧啶等药物；或尿液中含有聚乙烯、吡咯酮、氯己定（洗必泰）、磷酸盐、季铵盐消毒剂等；标本含生殖系统分泌物或较多细胞成分	假阴性：pH ≤ 3.0（过酸）、pH ≥ 9.0（过碱） 假阳性：某些药物（青霉素、复方磺胺甲噁唑、对氨基水杨酸）及有机碘对比剂，尿内含高浓度尿酸、草酸盐或黏蛋白

【注意】加热乙酸法可同时检出白蛋白及球蛋白，但敏感度较低。

⑤ 亚硝酸盐（NIT）：尿路细菌感染的指标，当尿路中感染的具有硝酸盐还原酶的细菌增加时，如大肠埃希菌，可将硝酸盐还原为亚硝酸盐，尿液呈现由黄色至红色的变化，颜色的深浅与亚硝酸盐含量成正比，但不一定与细菌的含量成正比。

【注意】阴性不能排除菌尿。

⑥ 尿酮体（KET）：是尿液中乙酰乙酸（占 20%）、β-羟丁酸（占 78%）及丙酮（占 2%）的总称。应注意不同试带对丙酮和乙酰乙酸的灵敏度不一。Rothera 法：在碱性条件下，硝普钠（亚硝基铁氰化钠）可与尿中的乙酰乙酸、丙酮起反应呈现紫色，但不与 β-羟丁酸起反应。尿酮体中丙酮和乙酰乙酸都具有挥发性，因此测定时应使用新鲜尿液标本。

尿酮体检测的临床应用：尿酮体检查有助于糖尿病酮症酸中毒的早期诊断（尿酮体阳性），并能与低血糖、心脑疾病、乳酸中毒或高血糖高渗透性糖尿病昏迷相区别（尿酮体阴性）。但应注意，当患者肾功能严重损伤肾阈值增高时，尿酮体排出反而降低，甚至完全消失。故当临床高度怀疑为糖尿病酮症酸中毒时，即使尿酮体阴性也不能排除诊断，应进一步检查血酮体等。

治疗监测：糖尿病酮症酸中毒早期病例中，主要酮体成分是 β- 羟丁酸（一般试纸法无法测定），而乙酰乙酸很少或缺乏，此时测得结果可导致对总酮体量估计不足。当糖尿病酮症酸中毒症状缓解之后，β- 羟丁酸转变为乙酰乙酸，反而使乙酰乙酸含量比急性期增高，此时易造成对病情估计过重。

⑦ 隐血（BLD）：分析仪法（＋），镜检法（－），这种情形可由于尿液中红细胞被破坏而释放出血红蛋白，多发生于肾病患者，或某些患者尿液中含有对热不稳定酶、肌红蛋白或菌尿，引起红细胞干化学法测定结果的假阳性。将尿液煮沸冷却后再测试可以排除对热不稳定酶的影响。

肌红蛋白尿和血红蛋白尿的区别：肌红蛋白（Mb）能溶于饱和度 80% 的硫酸铵，而血红蛋白不溶解。所以在隐血试验阳性的标本中加入硫酸铵使 Mb 溶解（血红蛋白和其他蛋白沉淀）后过滤，取滤液再做隐血试验，仍为阳性，提示是肌红蛋白阳性。

⑧ 胆红素（BIL）：在尿液 pH 较低时，某些药物或其代谢产物如吡啶和依托度酸可引起假阳性反应；维生素 C、亚硝酸盐，可抑制重氮反应而呈假阴性。

胆红素在阳光照射下易转变为胆绿素，因此检测时应使用新鲜尿液标本。为避光，宜用棕色容器收集标本。

⑨ 尿胆原（URO）

A. 假阳性：胆色素原、吲哚、胆红素等和一些药物如吩噻嗪类、维生素 K、磺胺药等，因颜色干扰，尿胆原检测时呈假阳性。

B. 假阴性：亚硝酸盐、重氮药物、对氨基水杨酸则在尿胆原检测时呈假阴性。

⑩ 尿白细胞酯酶（LEU）：干化学白细胞检测只对粒细胞敏感。

A. 假阳性：尿液标本污染甲醛或高浓度胆红素，或使用某些药物如呋喃妥因时。

B. 假阴性：尿液含维生素 C，或含大剂量头孢氨苄（先锋霉素Ⅳ）、庆大霉素等药物，或尿蛋白大于 5g/L 时。

C. 分析仪 +，镜检 –：白细胞破坏，中性粒细胞脂酶被释放入尿液中，见于尿液在膀胱时间过长或其他原因。

D. 分析仪 −，镜检 +：排斥反应，主要出现淋巴细胞；单核细胞也会出现这种情况。

⑪ 维生素 C：维生素 C 检测的作用在于提示其他项目检测结果的准确性，防止假阴性的出现。维生素 C 对胆红素、血红蛋白、葡萄糖及亚硝酸盐产生严重的负干扰。

【总结】尿液检查项目、方法及特点见表1-21。

表1-21　尿液检查项目、方法及特点

项目	方法	特点
酸碱度（pH）	酸碱指示剂法	
尿比重（SG）	多聚电解质离子解离法	参考方法：折射计法
葡萄糖（GLU）	葡萄糖氧化酶过氧化物酶法	
酮体（KET）	亚硝基铁氰化钠法	与乙酰乙酸、丙酮反应，与 β- 羟丁酸不反应
胆红素（BIL）	偶氮反应法	确认方法：Harrison 法
尿胆原（URO）	醛反应法或重氮反应法	
亚硝酸盐（NIT）	硝酸盐还原法	尿路感染
隐血（BLD）	血红蛋白类过氧化物酶法	
白细胞酯酶（LEU）	白细胞酯酶法	主要是中性粒细胞，对淋巴细胞不敏感
蛋白质（PRO）	pH 指示剂蛋白质误差法	检测白蛋白，对球蛋白不敏感
维生素 C	还原法	目的是了解其他项目是否受影响

（杨　威）

1.3　大便检验

1.3.1　大便检验基础

（1）大便标本一般采集指头大小（3～5g）的新鲜大便。大便检验应尽可能挑取含有黏液、脓血等异常成分的大便，外观无明显异常时，应于大便内外多点取样。

（2）大便标本采集后一般应于 1h 内完成检验。检查胆石、胰石、寄生虫体及虫卵计数时，应收集 24h 内大便送检。

（3）蛲虫标本检测：检查蛲虫卵需要用透明薄膜试纸于晚 24 时或清晨排便前自肛门周围褶皱处拭取，并立即镜检。

（4）检查阿米巴滋养体时，应于排便后立即送检，冬季还需要对标本进行保温处理。

1.3.2 大便性状

1.3.2.1 大便外观

常见大便外观及临床意义见表 1-22。

表1-22 常见大便外观及临床意义

外观	临床意义
柏油样便	上消化道出血，超过 50mL。服用铋剂、铁剂、活性炭排出的黑便无光泽，且隐血试验阴性
鲜血便	下消化道出血，如肛裂、痔疮、直肠息肉及结直肠癌
脓便、脓血便	细菌性痢疾：以脓（脓细胞、巨噬细胞）为主，脓中带血 阿米巴痢疾：以血为主，血中带脓，稀果酱样
白陶土便	梗阻性黄疸。钡餐造影后可使大便呈现灰色，但有明显的节段性
米泔样便	乳白色淘米水样，霍乱、副霍乱
陈状便	肠易激综合征
黏液便	各种肠炎
乳凝块状便	提示婴儿对脂肪或酪蛋白消化不完全，常见于婴儿消化不良
稀糊状或稀汁样便	急性胃肠炎，为肠蠕动亢进或分泌增多所致

1.3.2.2 大便颜色

常见大便颜色改变及可能原因见表 1-23。

表1-23 常见大便颜色改变及可能原因

颜色	可能原因
鲜红色	肠道下段出血，如痔疮、肛裂、结直肠癌等
暗红色（果酱色）	阿米巴痢疾
白色或灰白色	胆道梗阻、钡剂造影
绿色	乳儿的大便中因含胆绿素而呈现绿色
黑色或柏油色	上消化道出血，服用铁剂、动物血、活性炭或某些中药

1.3.2.3 大便隐血

隐血是指胃肠道少量出血时，大便用肉眼及显微镜均不能证明的出血为隐血。大便隐血试验为消化道恶性肿瘤的过筛试验。隐血标本需要素食 3 天后留取标本，且禁服维生素 C 及铁剂等药品。几种化学法隐血试验比较见表 1-24。

表1-24 几种化学法隐血试验的比较

方法	灵敏度	临床
邻联甲苯胺法/邻甲苯胺法	高	易出现假阳性
匹拉米洞法/无色孔雀绿法	中	灵敏度适中，较适宜
愈创木酯法	低	假阳性极少，假阴性较高

隐血试验连续检测可作为消化道恶性肿瘤普查的一个筛选指标，消化道溃疡时隐血试验呈间断阳性；消化道恶性肿瘤时隐血呈持续阳性。

大便隐血试验假阳性见于食入动物性食品、大量生食蔬菜；假阴性见于食入大量维生素 C、血液在肠道滞留过久，血红蛋白被细菌降解。

1.3.3 大便检查

生理盐水涂片法：先低倍镜观察有无虫卵、原虫、包囊等，再高倍镜检查，原则上要观察 10 个以上高倍视野。大便镜检细胞报告方式见表 1-25。

表1-25 大便镜检细胞报告方式

10个以上高倍镜视野所见情况	报告方式 / (/HPF)	10个以上高倍视野所见情况	报告方式 / (/HPF)
仅看到 1 个某种细胞	偶见	细胞数大多超过 10 个以上	多数
有时不见，最多见 2 ～ 3 个	0 ～ 3	细胞均匀布满视野不能计数	满视野
最少见 5 个，最多见 10 个	5 ～ 10		

正常大便中偶可见到白细胞，主要是中性分叶核粒细胞；在肠道寄生虫感染（尤其是钩虫病及阿米巴痢疾时）和过敏性肠炎时，大便中存在较多的嗜酸性粒细胞；吞噬细胞可作为诊断急性细菌性痢疾的依据；在坏死性肠炎、霍乱、副霍乱、假膜性肠炎时上皮细胞数量增多，其中以假膜性肠炎的肠黏膜柱状上皮细胞增多最明显。碘染色可以鉴别阿米巴滋养体和淀粉颗粒；碱性亚甲蓝染色可以用于白细胞形态学观察；苏丹Ⅲ染色可以用于脂肪颗粒的观察。

成人大便中主要的菌群是大肠埃希菌、肠球菌和厌氧菌。大便中球菌和杆菌的比例约为 1：10。

脂肪泻：常见于梗阻性黄疸、慢性胰腺炎、胰腺癌、胰腺纤维囊性病以及小肠病变等。脂肪小滴＞ 60/HPF 为脂肪排泄增多，多见于腹泻、梗阻性黄疸及胰腺外分泌功能减退等。

大便结晶：病理性结晶（夏科 - 雷登结晶），菱形，无色透明，两端尖长，大小不等，折光性强，是嗜酸性粒细胞破裂后嗜酸性颗粒相互融合形成，多见于阿米巴痢疾及过敏性肠炎。

（代 莉）

1.4 脑脊液检验

1.4.1 脑脊液检验基础

生理情况下，正常成人脑脊液总量为 120 ～ 180mL（平均 150mL）。

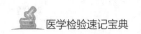

脑脊液标本采集必须严格掌握禁忌证，如颅内高压者，颅后窝占位性病变者，处于休克、全身衰竭状态者，穿刺局部有化脓性感染者。

适应证：脑膜刺激征；可疑颅内出血、脑膜白血病和肿瘤颅内转移者；原因不明的剧烈头痛、昏迷、抽搐或瘫痪者；脱髓鞘疾病者；中枢神经系统疾病椎管内给药治疗、麻醉和椎管造影者。

1.4.2 脑脊液标本的采集和运送

采用腰椎穿刺术无菌采集脑脊液标本。用碘伏进行局部皮肤消毒，在第3、4 腰椎或第 4、5 腰椎间隙插入带有管芯针的空针，进针至蛛网膜间隙，拔去管芯针，收集脑脊液 5～10mL，置于无菌试管中。若仅收集于 1 支试管内，应先送细菌学检查；若收集于 2 支试管内应将第 2 支试管送细菌学检查，以避免第 1 支试管可能带有的皮肤细菌的污染。标本采集后应在常温下立即送检，培养脑膜炎奈瑟菌、流感嗜血杆菌等苛养菌时，应将标本置于 35℃保温送检或进行床旁接种。用于常规细菌检测的脑脊液量应为 1mL 或大于 1mL；用于检测抗酸菌的脑脊液量应为 5mL 或大于 5mL；检测真菌应为 2mL 或大于 2mL。

保存：一般 4℃；微生物培养，25℃（脑膜炎奈瑟菌需要保温）。

• 脑脊液蛋白质含量增高是血-脑脊液屏障功能障碍的标志。

脑脊液蛋白质的检验有定性和定量两种方法，并可根据需要计算蛋白商（球蛋白 / 清蛋白）和脑脊液白蛋白指数（R_{alb}）[脑脊液白蛋白（g/L）/ 血清白蛋白（g/L）]。

1.4.3 脑脊液蛋白定性法

Pandy 试验：脑脊液中的蛋白质与苯酚结合形成不溶性蛋白盐而出现白色浑浊或沉淀。

◇ 脑脊液呈乳白色，可见于化脓性脑膜炎，脑脊液可在 1～2h 内呈块状凝固。

◇ 结核性脑膜炎的脑脊液可呈毛玻璃样混浊。

◇ 神经梅毒的脑脊液可有小絮状凝块。

◇ 蛛网膜下腔梗阻的脑脊液可同时存在胶样凝固、黄变症和蛋白质-细胞分离（蛋白质明显增高，细胞正常或轻度增高），称为 Froin-Nonne 综合征。

1.4.4 脑脊液检查项目

1.4.4.1 颜色

常见脑脊液颜色及临床意义见表 1-26。

表1-26 常见脑脊液颜色及临床意义

颜色	临床意义
无色	健康人、脑病等
红色	穿刺出血、蛛网膜下腔或脑室出血
黄色	见于出血、黄疸、瘀滞和梗阻等
乳白色	见于化脓性脑膜炎
淡绿色	铜绿假单胞菌、肺炎链球菌等引起的脑膜炎
褐色或黑色	脑膜黑色素瘤

1.4.4.2 脑脊液细胞计数

白细胞：主要是淋巴细胞、单核细胞。

参考范围：成人（0～8）×10^6/L；儿童（0～15）×10^6/L。

红细胞：无。

1.4.5 脑脊液检验结果

脑脊液检查结果见表1-27。

表1-27 脑脊液检查结果

疾病	外观	凝固	蛋白质	葡萄糖	氯化物	细胞总数及分类	细菌或真菌
正常人	无色透明	无凝固	0.2～0.4g/L	腰椎穿刺：2.5～4.4mmol/L	120～130 mmol/L	（0～8）×10^6/L，淋巴细胞和单核细胞	无
化脓性脑膜炎	浑浊	凝块	↑↑	↓↓↓	↓	显著↑↑，以中心粒细胞为主	化脓菌
结核性脑膜炎	浑浊	薄膜	↑	↓	↓↓	早期以中性粒细胞为主，后期以淋细胞巴为主	结核菌
病毒性脑膜炎	透明或微浑	无	↑	正常	正常	淋巴细胞	无
隐球菌性脑膜炎	透明或微浑	可有	↑↑	↓	↓	早期以中性粒细胞为主，后期以淋巴细胞为主	隐球菌

➤ 化脓性脑膜炎葡萄糖下降最多，结核性脑膜炎氯化物降低最多。

（代 莉）

1.5 浆膜腔积液检验

1.5.1 浆膜腔积液的标本采集及保存

穿刺成功后，留取中段液体于无菌的容器内。病理学检查、细胞学检查和

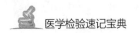

化学检查各留取 2mL，厌氧菌培养留取 1mL，结核分枝杆菌检查留取 10mL。

由于积液极易出现凝块、细胞变性、细菌破坏和自溶等，所以留取标本后应及时送检，不能及时送检的标本可加入适量乙醇以固定细胞成分。病理学检查和细胞学检查宜采用 EDTA-Na$_2$ 抗凝，化学检查宜采用肝素抗凝。另外，还要留取 1 份不加任何抗凝剂，用于检查积液的凝固性。

1.5.2 浆膜腔积液检查项目

1.5.2.1 浆膜腔积液颜色

浆膜腔积液颜色及临床意义见表 1-28。

表1-28 浆膜腔积液颜色及临床意义

颜色	临床意义
红色	穿刺损伤、结核、肿瘤、内脏损伤、出血性疾病等
乳白色	化脓性感染、真性乳糜积液、假性乳糜积液。有恶臭气味的脓性积液多为厌氧菌引起的感染所致
绿色	铜绿假单胞菌感染
棕色	阿米巴脓肿破溃进入胸腔或腹腔
黑色	曲霉菌感染
草黄色	尿毒症引起的心包积液等
咖啡色	内脏损伤、恶性肿瘤、出血性疾病及穿刺损伤等

1.5.2.2 浆膜腔积液黏蛋白定性检验

浆膜间皮细胞在炎症反应刺激下分泌黏蛋白增加。黏蛋白定性试验又称 Rivalta（李凡他）试验，黏蛋白是一种酸性糖蛋白，其等电点为 3 ～ 5，在稀乙酸溶液中产生白色雾状沉淀。Rivalta（李凡他）试验只能测定黏蛋白。

1.5.2.3 浆膜腔积液检验分级

一级检验：一般检验项目，包括比重、总蛋白、Rivalta 试验、细胞计数、细胞分类计数及细菌学检验。

二级检验：主要为化学检查，包括 C 反应蛋白（CRP）、乳酸脱氢酶（LDH）、腺苷脱氧酶（ADA）、溶菌酶（Lys）、淀粉酶（AMY）、葡萄糖等。

三级检验：主要为免疫学检验，包括癌胚抗原（CEA）、甲胎蛋白（AFP）、肿瘤特异抗原、铁蛋白等。

1.5.3 结核性与恶性胸腔积液鉴别点

积液 ADA/ 血清 ADA：结核性积液＞ 1.0，恶性积液＜ 1.0。

1.5.4 漏出液和渗出液的鉴别

漏出液和渗出液的鉴别见表1-29。

表1-29 漏出液与渗出液的鉴别

鉴别要点	漏出液	渗出液
原因	非炎症所致	炎症、肿瘤、化学或物理性刺激
颜色	淡黄色	黄色、红色、乳白色
透明度	清晰透明	浑浊
比重	< 1.015	> 1.018
凝固	不自凝	易自凝
黏蛋白定性	阴性	阳性
蛋白质浓度 /(g/L)	< 25	> 30
葡萄糖 /(mmol/L)	与血糖相近	< 3.33
pH	> 7.3	< 7.3
细胞计数	$< 100 \times 10^6$/L	$> 500 \times 10^6$/L
乳酸脱氢酶（LDH）/（U/L）	< 200	> 200
积液 LDH/ 血清 LDH	< 0.6	> 0.6
积液蛋白 / 血清蛋白	< 0.5	> 0.5
有核细胞分类	以淋巴细胞、间皮细胞为主	根据不同病因，以中性粒细胞或淋巴细胞为主
细菌学检查	阴性	可找到病原菌

（代　莉）

1.6 精液检查

1.6.1 精液检查常规

（1）正常刚射出的精液一般呈微浑浊的灰白色，有一股腥味，自行液化后为半透明的乳白色。黄色脓性精液见于前列腺炎或精囊炎。

（2）正常精液一次排量为 2 ～ 6mL，平均 3.5mL。精液量少于 lmL 或大于 8mL，为异常，不利于生育。

（3）精液液化时间：指新排出的精液由胶胨状转变为自由流动状态所需的时间。室温下正常精液排出后常在 30min 内自行液化，若超过 1h 仍未液化，称为精液迟缓液化症，常见于前列腺炎。

（4）涂片检查若遇无精症，应将标本在 600g 下离心 15min 后取沉淀物重复检查。

（5）精子计数参考值：精子总数 $\geqslant 39 \times 10^6/$ 次，精子浓度 $\geqslant 15 \times 10^9/L$。

（6）精子形态检查临床意义：正常精液中异常精子应 < 20%；若异常精子超过40%，即影响精液质量，超过50%常可导致不育。

（7）精子活动力：5～10/HPF。

①快速向前运动，Ⅲ级（a级）：直线运动。

②慢或呆滞地向前运动，Ⅱ级（b级）：运动缓慢。

③非前向运动，Ⅰ级（c级）：原地运动。

④不动，0级（d级）：不动。

1.6.2　精液检查项目

精液检查项目概念及数值见表1-30。

表1-30　精液检查项目及数值

项目	概念	数值
精液量		2～6mL
精液pH		7.2～7.8
精子计数		精子总数 $\geqslant 39 \times 10^6/$ 次，精子浓度 $\geqslant 15 \times 10^9/L$
精液液化时间		一般在30min内自行液化，若超过60min仍未液化，称为精液迟缓液化症，常见于前列腺炎
黏稠度		正常精液黏丝长度不超过2cm
精子活动力	精子前向运动的能力，直接反映精子质量的指标	射精60min内，a级 > 25%，或（a+b）级 > 50%
精子活动率	活动精子占精子总数的比例	正常人精液在排精30～60min内，精子活动率至少 > 60%
精子存活率	以活精子的比率表示	正常精子存活率应 $\geqslant 58\%$（伊红染色法）
异常精子	精子的异常形态	< 20%

（刘　淳）

1.7　前列腺液检查

（1）前列腺液是精液的重要组成部分，约占精液的30%。正常的前列腺液为较稀薄、不透明的淡乳白色液体。异常：①黄色混浊呈脓性或脓血性见于严重的化脓性前列腺或精囊炎；②红色见于前列腺炎、精囊炎、前列腺结核、结石和恶性肿瘤等或按摩时用力过重。

（2）卵磷脂小体：正常前列腺内卵磷脂小体几乎布满视野，圆形，大小不等，多大于血小板，小于红细胞，折光性强。前列腺炎时数量常减少或消失，分布不均，有成簇分布现象。

（3）正常前列腺液中偶见红细胞（＜5/HPF）、白细胞（＜10/HPF）。

（4）显微镜检查：白细胞＞10～15/HPF，即可诊断为前列腺炎。

（5）前列腺颗粒细胞：胞体较大，多为白细胞的3～5倍，正常不超过1/HPF，老年人增多。前列腺炎时可增加至数10倍并伴大量脓细胞。

（6）发现滴虫，可诊断为滴虫性前列腺炎。

（刘　淳）

1.8　阴道分泌物检查

正常阴道分泌物呈酸性，pH 4～4.5。

1.8.1　阴道清洁度判断标准

阴道清洁度判断标准见表1-31。

表1-31　阴道清洁度判断标准

清洁度	上皮细胞	杆菌	球菌	白（脓）细胞 /(/HPF)	临床意义
Ⅰ	++++	++++	–	0～5	正常
Ⅱ	++	++	–	5～15	正常
Ⅲ	–	–	++	15～30	提示炎症
Ⅳ	–	–	++++	＞30	严重阴道炎

1.8.2　阴道毛滴虫

为寄生于阴道的致病性原虫，呈梨形，大小为白细胞的2～3倍，前端有4根前鞭毛。阴道毛滴虫生长的最适宜pH为5.5～6.0，适宜温度为25～42℃。

1.8.3　阴道分泌物性状

阴道分泌物性状及常见疾病见表1-32。

表1-32　阴道分泌物性状及常见疾病

阴道分泌物性状	常见疾病
白色稀糊状	正常阴道分泌物
大量无色透明黏白带	应用雌激素药物后或卵巢颗粒细胞瘤
泡沫状脓性白带	滴虫性阴道炎
豆腐渣样白带	真菌性阴道炎
灰白色奶油状	阴道加德纳菌感染，出现线索细胞
血性白带	宫颈癌、宫颈息肉（宫颈癌的一个特征就是触之易出血）
脓性白带	化脓性细菌感染、慢性宫颈炎等

（刘　淳）

1.9　羊水检查

（1）正常妊娠 16 周时羊水量约为 250mL，妊娠晚期约 1000mL，足月妊娠羊水量约为 800mL。妊娠晚期羊水量超过 2000mL 为羊水过多，妊娠晚期羊水量少于 300mL 为羊水过少。羊水中，水分占 98% ～ 99%，有机物和无机盐占 1% ～ 2%。

（2）诊断胎儿是否患有遗传性疾病或进行胎儿性别的基因诊断，一般选择妊娠 16 ～ 20 周经羊膜穿刺，取羊水 20 ～ 30mL 送检。判断胎儿成熟度及疑有母婴血型不合，在妊娠晚期抽取羊水 10 ～ 20mL 送检。

（3）胎儿窘迫时，羊水中因混有胎粪而呈黄绿色或深绿色。母婴血型不合时，羊水中因含大量胆红素呈金黄色。羊膜腔内明显感染时，羊水呈脓性浑浊且有臭味。羊水中 AFP 增高，主要见于开放性神经管畸形。

（4）胎儿成熟度检查：见表1-33。

表1-33　胎儿成熟度检查

器官	实验
肺成熟度检查	羊水泡沫试验（振荡试验）、羊水吸光度测定、卵磷脂 / 鞘磷脂（L/S）测定
肾成熟度检查	肌酐测定、葡萄糖测定
肝成熟度检查	胆红素
皮脂腺成熟度检查	脂肪细胞＞ 20%
唾液腺成熟度检查	羊水淀粉酶＞ 300U/L，唾液腺成熟的指标

（5）先天性遗传性疾病产前诊断

① 神经管缺陷：AFP 测定。

② 胰腺纤维囊性变：γ- 谷氨酰转移酶、碱性磷酸酶测定。

③ 性连锁遗传病：羊水细胞性染色体检查。

（卢东赫）

1.10 痰液与支气管灌洗液检验

1.10.1 痰量

正常人一般不咳痰或仅咳少量泡沫样痰或黏液样痰。在呼吸系统疾病时，痰量可增多，排痰量以 mL/24h 计算，超过 50 ～ 100mL/24h 为痰量增加，见于慢性支气管炎、支气管扩张、肺脓肿、肺结核等。在病程中如痰量逐渐减少，提示病情好转；反之，提示病情有所发展。痰量突然增加并呈脓性见于肺脓肿或脓胸合并支气管胸膜瘘。

1.10.2 颜色

健康人仅有少量无色或灰白色黏液痰。病理情况下痰液颜色可发生改变，但缺乏特异性。常见痰液颜色改变有以下情况。

（1）黄色或黄绿色痰：呼吸系统化脓性感染时，因痰中含有大量的脓细胞、上皮细胞而呈黄色，如化脓性支气管炎、金黄色葡萄球菌肺炎、支气管扩张、肺脓肿、肺结核等。铜绿假单胞菌感染或干酪性肺炎时痰呈黄绿色。

（2）红色或棕红色：因呼吸道出血，痰液中含有血液或血红蛋白所致。血性痰见于肺癌、肺结核、支气管扩张等。

（3）粉红色泡沫样痰：因局部毛细血管通透性增加所致，见于急性肺水肿。

（4）铁锈色痰：因痰液中所含血红蛋白变性所致，见于大叶性肺炎、肺梗死等。

（5）棕褐色痰：见于阿米巴肺脓肿及慢性充血性心力衰竭肺淤血时红细胞破坏。

（6）烂桃样灰黄色痰：见于肺吸虫病引起肺组织坏死分解。

（7）灰色、灰黑色痰：因吸入大量尘埃或烟雾所致，见于矿工、锅炉工或长期吸烟者。

（8）大量无色痰：见于肺泡细胞癌患者，由支气管黏液大量溢出所致。

（9）巧克力色：阿米巴肝脓疡穿过横膈与肺相通、肺并殖吸虫病（肺吸虫病）。

1.10.3　性状

正常人痰液呈泡沫状或黏液状。呼吸系统病变时痰可呈黏液性、浆液性、脓性、黏液脓性或血性等多种性状，有助于临床诊断。

（1）黏液性痰：较黏稠，无色透明或呈灰白色，可牵拉成丝，见于急性支气管炎、支气管哮喘、早期肺炎等。

（2）浆液性痰：稀薄而有泡沫，混有血液时呈粉红色，见于肺水肿、肺淤血等。

（3）脓性痰：脓性浑浊，呈黄绿色或绿色，常有臭味，内含大量脓细胞，久置后可分为两层，上层为浆液，下层为脓液，见于支气管扩张、肺脓肿、脓胸向肺组织溃破、活动性肺结核等。

（4）黏液脓性痰：黏液浑浊，含脓细胞，呈黄白色，在慢性支气管炎发作中最常见，由支气管分泌的黏液和脓混合而成，亦可见于支气管扩张、肺结核等。

（5）浆液脓性痰：静置后分为4层，上层为泡沫状黏液，中层为浆液，下层为脓液，底层为坏死组织，多见于肺脓肿、肺组织坏死、支气管扩张等。

（6）血性痰：痰液中混有血丝或血块。如咯出纯粹的血液或血块称为咯血。血性痰外观多呈鲜红色泡沫状，陈旧性痰呈暗红色凝块。血性痰常提示肺组织有破坏或肺内血管高度充血，见于肺结核、支气管扩张、肺癌、肺吸虫病、肺水肿、出血性疾病等。

（卢东赫）

1.11　脱落细胞检查

（1）核异质细胞是介于良性和恶性之间的过渡型细胞。

（2）恶性肿瘤细胞的主要形态特征中，细胞核的改变包括核增大、核畸形、核深染、核胞质比失调；细胞质的改变包括胞质量异常、染色加深、细胞形态畸形、空泡变异。

（3）常见癌细胞的形态特征

①鳞癌：多形性和癌珠是高分化鳞癌的标志。

②腺癌：高分化腺癌的胞体较大，形成印戒样癌细胞。低分化腺癌的胞体较小，多成团互相重叠，极性紊乱，易融合成团呈花边样或桑椹样。

（4）常用染色方法

① HE 染色：操作简便，但胞质色彩不丰富，不能用于观察阴道涂片对雌激素水平的测定。

②巴氏染色：细胞色彩丰富，染色效果好，是细胞病理学检查常用的方法，尤其是观察女性雌激素水平对阴道上皮细胞的影响。

③瑞吉染色：适用于血液、淋巴穿刺液和胸腹腔积液涂片。

（5）浆膜腔积液中以淋巴细胞最常见，以小淋巴细胞为主，直径 $10 \sim 20\mu m$。细胞核染色清晰，大小较一致，故常作为同一涂片中测量其他细胞大小的"标尺"。

（6）腺癌占浆膜腔积液中转移癌的 80% 以上。

（7）导致胸腔积液最常见的恶性肿瘤是肺癌，以周围型腺癌为多见，鳞癌和未分化癌则很少见。

（卢东赫）

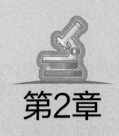

第2章

临床血液学检验

2.1 造血与血细胞分化发育

2.1.1 胚胎期造血

中胚叶造血：①血岛是人类最初的造血中心；②第2周开始，第9周结束。

肝脏造血期：始于第6周，3～6个月。

骨髓造血期：第8个月成为造血中心。

胚胎造血时期各类血细胞形成的顺序是：红细胞、粒细胞、巨核细胞、淋巴细胞、单核细胞。

2.1.2 出生后造血

出生后造血部位：①骨髓造血；②淋巴器官造血；③髓外造血。

18岁后，红骨髓仅存在于扁平骨、短骨及长管状骨的近心端。健康成人黄骨髓约占骨髓总量的50%，仍然保持造血的潜能，当机体需要时，可转变为红骨髓参与造血。

在骨髓纤维化等病理情况下，肝、脾、淋巴结等组织可恢复造血功能，即为髓外造血。

2.1.3 造血细胞生长发育过程

可分为3个阶段：造血干细胞阶段、造血祖细胞阶段、原始及幼稚细胞阶段。

造血干细胞是一类具有高度自我更新能力，并有进一步分化能力的造血细胞。

造血干细胞一般具有以下特征：①多数细胞处于G0期，即静止期；

②绝大多数表达 CD34 和 Thy-1（CD34$^+$Thy-1$^+$）；③低表达或不表达 CD38 和 HLA-DR；④缺乏特异系列抗原表而标志。

造血因子：正向造血因子包括集落刺激因子（CSF）、白细胞介素（IL）、红细胞生成素（EPO）、血小板生成素（TPO）等；负向造血因子包括转化生长因子 –β（TGF–β），肿瘤坏死因子 –α、β（TNF–α、β），干扰素 –α、β、γ 和趋化因子（CK）等。

【记忆】主要记住负向造血因子。

2.1.4 血细胞系统

血细胞按所属系列分六大系统，即红细胞系、粒细胞系、单核细胞系、淋巴细胞系、浆细胞系和巨核细胞系。

血细胞发育成熟中的形态演变规律见表 2-1。

表2-1 血细胞发育成熟中的形态演变规律

项目	原始→成熟	特殊情况
细胞大小	大→小	早幼粒细胞比原始粒细胞要大，巨核细胞由小到大
核大小	大→小	成熟红细胞核消失
核质比	大→小	
核形状	圆→凹陷→分叶	有的细胞不分叶
核染色质结构	细致疏松→粗糙致密	
核染色质颜色	淡紫色→深紫色	
核膜	不明显→明显	
核仁	显著可见→无	
胞质量	少→多	淋巴细胞除外
胞质颜色	蓝→红或深蓝→浅蓝	中幼红细胞合成血红蛋白，故颜色发红
胞质颗粒	无→有	红系无颗粒，粒系中幼阶段分化为 3 种颗粒

【注意】记住特殊情况。

细胞凋亡是在基因调控下的细胞自我消亡过程。细胞凋亡亦受多种凋亡信号传导途径的调节。促进凋亡的基因 *p53*、*Fas*。

（卢东赫）

2.2 骨髓细胞学检查

骨髓穿刺部位临床上首选的是髂骨后上棘。

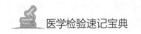

骨髓象检查的注意事项：介于两个阶段之间的细胞，不论来源如何，应按成熟方向的下一阶段计算。

2.2.1 细胞形态

2.2.1.1 粒细胞系统

（1）原始粒细胞：核染色质细粒状，胞质呈透明天蓝色。

（2）早幼粒细胞：胞核大，核染色质较原始粒细胞粗糙，核仁常清晰可见。胞质量较多，呈淡蓝、蓝色或深蓝色，浆内含紫红色非特异性的天青胺蓝颗粒。

（3）中幼粒细胞：D形核，出现特异性颗粒，可以划分为中性中幼粒细胞、嗜酸性中幼粒细胞、嗜碱性中幼粒细胞。

（4）晚幼粒细胞：其胞核的凹陷程度一般不超过核假设直径的一半。

粒细胞系统占有核细胞的 40%～60%，其中原粒细胞小于 2%，成熟粒细胞中杆状核多于分叶核。

粒细胞形态见彩图 2-1～彩图 2-6。

2.2.1.2 红细胞系统

（1）原始红细胞：胞体边缘常有钝角状或瘤状突起。胞质量少，在核周围常形成淡染区。

（2）早幼红细胞：核仁模糊或消失。

（3）中幼红细胞：核染色质聚集成块，龟背样，胞质出现嗜多色性。

（4）晚幼红细胞：炭核，核染色质凝缩成紫黑色团块。

（5）网织红细胞：晚幼红细胞刚脱核阶段，属于未成熟红细胞。

红细胞系统，幼红细胞约占有核细胞的 20%，其中原红细胞小于 1%，早幼红细胞小于 5%，以中、晚幼红细胞为主，平均各约 10%。

红细胞形态见彩图 2-7～彩图 2-10。

2.2.1.3 淋巴细胞系统

（1）原始淋巴细胞：胞质极少，呈淡蓝色，透明，核周界明显，无颗粒。

（2）幼稚淋巴细胞：胞核圆或椭圆形，核仁模糊不清或消失，核染色质仍较细，胞质较少，淡蓝色，偶有少许天青胺蓝颗粒。

2.2.1.4 浆细胞系统

浆细胞：胞核较小，偏位，核染色质浓密成块，车轮状，无核仁。

2.2.1.5 单核细胞系统

（1）原始单核细胞：核染色质纤细，疏松网状。

（2）幼稚单核细胞：无核仁。

（3）单核细胞：核折叠扭曲，胞质中出现灰尘样紫红色天青胺蓝颗粒。

（4）巨噬细胞：单核细胞进入组织变成巨噬细胞。

2.2.1.6　巨核细胞系统

（1）颗粒型巨核细胞。

（2）产生血小板型巨核细胞。

（3）裸核型巨核细胞：产生血小板型巨核细胞的胞浆解体后，释放出大量血小板，仅剩一胞核，称之为裸核。

（4）血小板：胞体很小，直径仅 $2 \sim 4\mu m$，呈星形、椭圆形、逗点状或不规则形。胞质染浅蓝色或淡红色，中心部位有细小紫红色颗粒。

巨核细胞系统，可见巨核细胞 $7 \sim 35$ 个。

2.2.1.7　正常骨髓象骨髓增生程度

有核细胞增生活跃，粒细胞与红细胞比例为（2～4）：1。

异常核分裂：正常血细胞核分裂数目为1‰～5‰。

常见骨髓增生程度及临床意义见表2-2。

表2-2　常见骨髓增生程度及临床意义

增生程度	成熟红细胞：有核细胞	有核细胞均数 /(/HPF)	临床意义
增生极度活跃	1：1	＞100	各种白血病
增生明显活跃	10：1	50～100	各种白血病、增生性贫血
增生活跃	20：1	20～50	正常骨髓象、某些贫血
增生减低	50：1	5～10	造血功能低下
增生极度减低	200：1	＜5	再生障碍性贫血

2.2.2　血细胞化学染色的临床应用

2.2.2.1　过氧化酶染色（POX染色）

主要应用：急性粒细胞白血病（＋），急性淋巴细胞白血病（－），若呈强阳性，则可能为急性早幼粒细胞白血病（M3）。

2.2.2.2　过碘酸-雪夫反应（PAS染色、糖原染色）

主要应用：红血病或红白血病时幼红细胞可呈阳性反应；巨幼细胞贫血、溶血性贫血时、再生障碍性贫血、白血病时幼红细胞呈阴性；急性粒细胞白血病时，阳性反应物质呈均匀分布的红色或红色细颗粒状；急性淋巴细胞白血病时，白血病细胞呈红色块状阳性，而胞浆底色不红；急性单核细胞白血病时，PAS 染色为阳性，呈弥散分布红色细颗粒状。

2.2.2.3 碱性磷酸酶染色（NAP染色）

正常血细胞的染色反应：除中性粒细胞外，其他血细胞均呈阴性。

NAP 积分降低的情况有慢性粒细胞白血病（慢性期）、阵发性睡眠性蛋白尿、骨髓增生异常综合征、恶性组织细胞白血病等。

NAP 积分升高的情况有类白血病反应、再生障碍性贫血。

鉴别慢性粒细胞白血病与中性粒细胞型类白血病反应首选细胞化学染色为中性粒细胞碱性磷酸酶染色。

2.2.2.4 酸性磷酸酶染色（ACP染色）

主要应用：诊断多毛细胞白血病，不被 L- 酒石酸抑制。

鉴别慢性淋巴细胞白血病与多毛细胞白血病首选的细胞化学染色是耐 L-酒石酸酸性磷酸酶染色。

鉴别戈谢细胞（+）和尼曼 - 匹克细胞（-）；T 淋巴细胞（+）和 B 淋巴细胞（-）。

淋巴肉瘤细胞和慢性淋巴细胞白血病的淋巴细胞呈阳性，被 L- 酒石酸抑制。

2.2.2.5 氯乙酸AS-D萘酚酯酶染色（NAS-DCE，粒细胞酶、特异性酶）

主要应用：早幼粒细胞至成熟中性粒细胞均呈阳性反应，以早幼粒细胞和中幼粒细胞阳性反应最强，但酶活性不随细胞成熟而增强，反而是逐渐减弱。

鉴别：急性粒细胞白血病时白血病原始细胞呈阳性反应；急性单核细胞白血病和急性淋巴细胞白血病时白血病细胞呈阴性反应；急性粒 - 单核细胞白血病时，原始粒细胞和早幼粒细胞呈阳性反应，单核细胞呈阴性反应。

2.2.2.6 α-醋酸萘酚酯酶染色（α-NAE，单核细胞酯酶，棕黑色沉淀）

幼稚单核细胞、单核细胞呈阳性反应，可被氟化钠抑制。

粒细胞可呈阳性反应，不被氟化钠抑制。

2.2.2.7 醋酸AS-D萘酚酯酶染色（AS-DAE，蓝色沉淀）

与 α-NAE 类似，阳性结果和临床意义几乎相同，特异性较 α-NAE 强。

2.2.2.8 α-丁酸萘酚酯酶染色（α-NBE）

单核细胞阳性，可被氟化钠抑制。

粒细胞系统各期细胞均呈阴性反应。

T 细胞呈阳性，B 细胞呈阴性。

急性粒细胞白血病与急性单核细胞白血病的主要鉴别点是 α- 丁酸萘酚酯

酶染反应。

> **拓展**
>
> 两种醋酸酯酶几乎相同，单核细胞呈阳性反应，可被氟化钠抑制，粒细胞可呈阳性反应，不被氟化钠抑制。

丁酸酯酶在单核细胞上一样，但是对于粒系中各期细胞均呈阴性。

2.2.2.9 铁染色

环形铁粒幼红细胞是指幼红细胞胞质内蓝色颗粒在 5 颗以上，围绕核周 1/3 以上者。成熟红细胞中出现铁颗粒称为铁粒红细胞。

主要应用：增多见于铁粒幼细胞性贫血、骨髓增生异常综合征（MDS）、酒精中毒；减少见于缺铁性贫血。

2.2.3 血细胞染色体检查的临床应用

（1）核型中各种符号代表的意义：t，易位；inv，倒位；iso，等臂染色体；ins，插入；–，丢失；+，增加；p，短臂；q，长臂。接下第一个括号内是累及染色体的号数，第二个括号内是累及染色体的区带。

> **拓展**
>
> inv（q）（p12；q13）代表 9 号染色体短臂 1 区 2 带和长臂 1 区 3 带发生臂间倒位。

（2）结构畸变主要包括断裂、缺失、重复、易位、倒位、等臂染色体、环状染色体、双着丝粒染色体。

（卢东赫）

2.3 贫血

2.3.1 贫血概述

2.3.1.1 贫血的概念

贫血是由多种原因引起的外周血单位容积内血红蛋白（Hb）浓度、红细胞计数（RBC）及血细胞比容（Hct）低于本地区、相同年龄和性别的人群的参考值下限的一种表现。

2.3.1.2　各种贫血的发病机制

◆ 再生障碍性贫血发病机制是干细胞增殖分化障碍。

◆ 缺铁性贫血发病机制是铁缺乏。

◆ 铁粒幼细胞性贫血发病机制是铁利用障碍。

◆ 巨幼细胞贫血发病机制是维生素 B_{12} 或叶酸缺乏。

◆ 遗传性球形红细胞增多症、阵发性睡眠性血红蛋白尿症的发病机制是红细胞膜异常。

◆ 葡萄糖 -6- 磷酸脱氢酶缺乏症发病机制是红细胞酶异常。

◆ 珠蛋白生成障碍性贫血的发病机制是血红蛋白异常。

2.3.1.3　成人贫血的诊断标准

成人贫血的诊断标准见表 2-3。

表2-3　成人贫血的诊断标准

贫血程度	Hb	贫血程度	Hb
轻度贫血	90g/L ≤ Hb <参考范围下限	重度贫血	30 ～ 59g/L
中度贫血	60 ～ 90g/L	极重度贫血	< 30g/L

【注意】新生儿和 6 个月以内小儿不照此标准。

2.3.2　溶血性贫血

2.3.2.1　溶血性贫血概述

溶血性贫血是由于某种原因使红细胞存活期缩短、破坏增加，超过了骨髓代偿能力所引起的一类贫血。

（1）溶血性贫血的分类：见图 2-1。

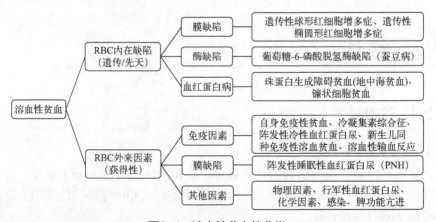

图2-1　溶血性贫血的分类

（2）血管内溶血与血管外溶血的鉴别：见表2-4。

表2-4　血管内溶血和血管外溶血的特征

特征	血管内溶血	血管外溶血
病因	获得性多见	遗传性多见
红细胞破坏场所	血管内	单核 - 吞噬细胞系统（脾脏）
病程	急性多见	常为慢性，可急性加重
贫血、黄疸	常见	常见
肝脾大	少见	常见
红细胞形态学改变	少见	常见
红细胞脆性改变	变化小	多有改变
Hb 血症	常＞100mg/dL	轻度增高
Hb 尿	常见	无或轻微
尿含铁血黄素	慢性可见	一般阴性
LDH	增高	轻度增高

（3）蛋白测定的临床意义

①血浆游离血红蛋白测定的临床意义：血管内溶血时显著升高；珠蛋白生成障碍性贫血、自身免疫性溶贫时轻度增高；血管外溶血、红细胞膜缺陷性溶血性贫血时不增高。

②血红蛋白尿测定的临床意义：血管内有大量红细胞破坏，血浆中的游离血红蛋白超过 1000mg/L 时，血红蛋白可随尿排出，尿血红蛋白检查阳性。

③血清结合珠蛋白（Hp）测定临床意义：增高见于妊娠、慢性感染、恶性肿瘤等；降低见于各种溶血、肝病或无结合珠蛋白血症、巨幼细胞贫血等。

④血浆高铁血红素白蛋白测定的临床意义：血管内溶血时阳性。本试验阳性说明机体存在严重血管内溶血，是严重血管内溶血的指标。

⑤尿含铁血黄素试验：又称 Rous 试验。慢性血管内溶血时阳性。

（4）不同部位溶血的疾病、试验及特征：见表2-5。

表2-5　不同部位溶血的疾病、试验及特征

溶血部位	疾病	试验	特征
血管外	遗传性球形红细胞增多症	红细胞渗透脆性增加自身溶血试验	球形红细胞
	珠蛋白生成障碍性贫血 / 地中海贫血		靶形红细胞
血管内	蚕豆病	高铁血红蛋白还原试验	葡萄糖 -6- 磷酸脱氢酶（G-6-PD）缺乏
	阵发性睡眠性血红蛋白尿（PNH）	筛选：蔗糖溶血实验　确诊实验：酸化溶血实验（又叫 Ham 实验）	后天获得性红细胞膜缺陷引起的溶血病
血管内外	自身免疫性溶血性贫血	抗人球蛋白试验（Coombs）	

2.3.2.2 红细胞膜缺陷性贫血

红细胞渗透脆性试验参考值：开始溶血 4.2 ～ 4.6g/L【记忆：开始 4】，完全溶血 2.8 ～ 3.4g/L【记忆：上中下，3 部曲，完结】。脆性增高见于遗传性球形红细胞增多症、遗传性椭圆形红细胞增多症等；降低见于珠蛋白生成障碍性贫血。

遗传性球形红细胞增多症特殊试验：①脆性试验；②自身溶血试验及其纠正试验。

遗传性球形红细胞增多症：加葡萄糖或 ATP 后明显纠正。

G-6-PD 缺乏等戊糖旁路代谢缺陷症：加葡萄糖或 ATP 能纠正。

丙酮酸激酶缺乏症：加葡萄糖不能纠正，加 ATP 可以纠正。

阵发性睡眠性血红蛋白尿症（PNH）：PNH 是由于红细胞膜缺陷，导致对激活的补体异常敏感，而出现的慢性血管内溶血疾病。常在睡眠后排酱油色或葡萄酒色尿。

PNH 血象显示为正色素性或低色素性贫血，网织红细胞增高，少数病例减少；白细胞多减少，中性粒细胞减少，淋巴细胞增多，血小板多数低于正常。

【要点】后天获得性红细胞膜缺陷引起的溶血病。

重要的筛查实验：蔗糖溶血实验。

确诊实验：酸化溶血实验（又叫 Ham 实验）。

流式细胞术发现 GPI 锚定蛋白（CD55 或 CD59）低表达的异常细胞群，支持 PNH，是目前诊断 PNH 特异性和敏感性最高且可定量的检测方法。

溶血程度取决于Ⅲ型红细胞的多少（Ⅲ型红细胞是高度敏感型）。

2.3.2.3 红细胞酶缺陷性贫血及其实验

（1）与糖代谢有关的酶：丙酮酸激酶（PK）、2,3- 二磷酸甘油酸（2,3-DPG）、葡萄糖 -6- 磷酸脱氢酶（G-6-PD）等。

（2）戊糖旁路酶缺陷：最常见的是 G-6-PD 缺乏症（蚕豆病），按照临床表现可分为急性溶血性贫血、新生儿高胆红素血症等。换句话说，蚕豆病属于红细胞酶缺陷性贫血。

（3）高铁血红蛋白还原试验，当 G-6-PD 缺乏时，高铁血红蛋白的还原率下降。高铁血红蛋白还原试验及荧光斑点试验是 G-6-PD 缺乏症的特异性实验。

（4）变性珠蛋白小体检查参考值：正常人含 5 个及以上珠蛋白小体的红细胞一般小于 30%。G-6-PD 缺乏症常高于 45%，故可作为 G-6-PD 缺乏症的筛查试验。

（5）G-6-PD 缺乏症、PK 缺乏症的确诊试验都是测定其酶活性。

（6）具有保护血红蛋白的巯基及红细胞膜作用的红细胞酶是谷胱甘肽还原酶。

2.3.2.4 血红蛋白异常所致的贫血及其实验诊断

血红蛋白（hemoglobin, Hb）是由血红素（heme）和珠蛋白（globin）组成的球形大分子化合物。分子量 64458。每个 Hb 分子含有 4 条珠蛋白肽链，每条折叠的珠蛋白肽链包裹（结合）一个亚铁血红素，形成具有四级空间结构的四聚体。该构象有利于结合 O_2 和 CO_2。珠蛋白具有种属特异性，其合成与氨基酸排列受独立的基因编码控制。人类珠蛋白肽链有两大类，即 α 类链与非 α 类链，非 α 类链包括 β、γ、δ、ε、ζ（图 2-2）。不同肽链构成的血红蛋白其种类也有差异。正常成年人的 Hb 主要为 HbA（$\alpha_2\beta_2$），占 90% 以上，最有利于氧的结合与释放；其次为 HbA$_2$（$\alpha_2\delta_2$，2% ～ 3%）和 HbF（$\alpha_2\gamma_2$，< 2%），新生儿和婴儿的 HbF 水平显著高于成年人，新生儿 HbF 占 Hb 总量的 70% 左右，1 岁后逐渐降至成人水平。

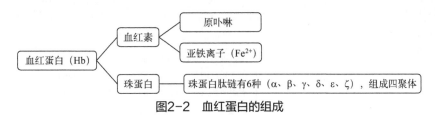

图2-2　血红蛋白的组成

亚铁血红素无种属特异性，由 Fe^{2+} 和原卟啉Ⅸ组成，分子量 616.48。Fe^{2+} 位于原卟啉中心，共有 6 个配位键，其中 4 个分别与原卟啉分子的 4 个 N 原子结合，1 个与珠蛋白肽链的 F 肽段第 8 个氨基酸（组氨酸）的咪唑基结合。第 6 个空的配位键可逆性地与 O_2 结合。当某些强氧化剂将血红蛋白的 Fe^{2+} 氧化成 Fe^{3+}，则失去携氧能力。

（1）根据发生缺陷珠蛋白基因的不同，分为 α 型、β 型、δβ 型、δ 型、εβσδ 型等类型，其中 α 型和 β 型最常见。

（2）成人在 pH 8.6 TEB 缓冲液醋酸纤维膜电泳：正常血红蛋白电泳区带，HbA > 95%、HbF < 2%、HbA$_2$ 为 1.0% ～ 3.1%。换句话说，正常成人红细胞中的血红蛋白包括 HbA、HbA$_2$、HbF。

（3）抗碱血红蛋白测定，又称碱变性试验。胎儿血红蛋白（HbF）具有抗碱和抗酸作用。

参考值：新生儿 < 40%，2 岁以后至成人 < 2.5%。

临床意义：HbF 相对增加，可见于珠蛋白生成障碍性贫血；HbF 生理性增多，见于孕妇和新生儿。具有抗碱能力的血红蛋白有 HbF、HbH、Hb Barts。

（4）异丙醇沉淀试验的临床意义：不稳血红蛋白较正常血红蛋白更容易裂解，异丙醇可以使不稳定血红蛋白快速沉淀。正常人为阴性，不稳定血红蛋白存在时，常于 5min 时出现沉淀，20min 内沉淀逐渐增加，甚至成絮状或粗颗粒状。血液中含有较多 HbF、HbH、HbE 时可出现阳性结果。

（5）红细胞包涵体试验：煌焦油蓝液与新鲜血液一起孵育，不稳定血红蛋白易变性沉淀形成包涵体。

（6）红细胞镰变试验：正常人阴性，阳性见于镰状细胞贫血（HbS 病）。原因：β 链第 6 位的谷氨酸被缬氨酸所取代。

（7）血红蛋白病：分类见图 2-3。

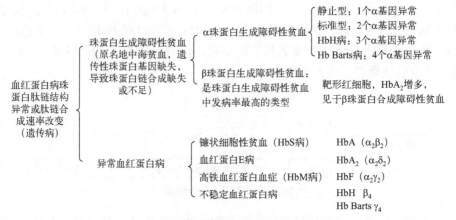

图2-3　血红蛋白病分类

2.3.2.5　自身免疫性溶血性贫血

自身免疫性溶血性贫血是由自身抗体（IgG 类不完全抗体）或补体参与的溶血反应所致的贫血。

（1）免疫性溶血性贫血的检验方法

① 抗人球蛋白试验（Coombs 试验）：对确定是否有自身免疫性溶血性贫血价值最大的检查。

直接抗人球蛋白试验（图 2-4）：检测红细胞表面有无不完全抗体，应用抗人球蛋白试剂与受检红细胞混合。

间接抗人球蛋白试验（图 2-5）：检测血清中有无不完全抗体，应用 Rh（D）阳性 O 型正常人红细胞与受检血清混合。

临床意义：阳性见于自身免疫性溶血性贫血、冷凝集素综合征等，阴性不能排除免疫性溶血性贫血。

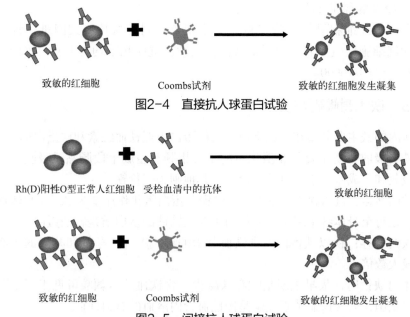

致敏的红细胞　　　　　Coombs试剂　　　　　致敏的红细胞发生凝集

图2-4　直接抗人球蛋白试验

Rh(D)阳性O型正常人红细胞　受检血清中的抗体　　　　致敏的红细胞

致敏的红细胞　　　　　Coombs试剂　　　　　致敏的红细胞发生凝集

图2-5　间接抗人球蛋白试验

②冷凝集素试验

原理：冷凝集素为IgM类完全抗体，在低温时可使自身红细胞、O型红细胞或与受检者血型相同的红细胞发生凝集。凝集反应的高峰在0～4℃，当温度回升到37℃时，凝集消失。

临床意义：正常人参考值＜1：32，阳性见于冷凝集素综合征（＞1：1000），支原体肺炎、传染性单核细胞增多症、多发性骨髓瘤等冷凝集素亦可升高，但不超过1：1000。

③冷热溶血试验

原理：阵发性寒冷性血红蛋白尿症患者血清中有一种特殊的冷反应抗体，在20℃以下（常为0～4℃）时与红细胞结合，同时吸附补体，但不溶血。当温度回升至37℃时凝集消失。

临床意义：阵发性寒冷性血红蛋白尿患者阳性，冷反应抗体效价＞1：40，病毒感染可出现阳性反应。

（2）自身免疫性贫血常见疾病

①温抗体型自身免疫性溶血性贫血

临床表现：温抗体型自身免疫性溶血性贫血是自身免疫性溶血性贫血中最常见的类型，抗体多为IgG型，可出现贫血、黄疸、脾大，继发者有原发病的表现。可分为急性型和慢性型，急性型可出现类白血病反应。

诊断：温抗体型溶血性贫血最重要的实验室检查是Coombs试验。

② 冷凝集素综合征

血象：红细胞呈缗钱状及自身凝集现象，制备血片特别困难，骨髓片可见幼红细胞增生显著。冷凝集素试验阳性，抗体几乎均为 IgM，效价高至 $1:1000 \sim 1:16000$。

2.3.3 铁代谢障碍性贫血

体内的铁主要分布在血红蛋白，血红蛋白由亚铁血红素和珠蛋白构成。

铁的吸收：铁主要是在消化道的十二指肠和空肠上段肠黏膜吸收。通常肠道吸收和合成血红蛋白时是二价铁，其他则为三价铁。

铁的转运：进入血浆中的 Fe^{2+}，经铜蓝蛋白氧化作用变为 Fe^{3+}，与转铁蛋白结合运行至身体各组织中。人体内主要运输铁的蛋白质是转铁蛋白。

铁的贮存：铁以铁蛋白及含铁血黄素的形式贮存。孕妇和儿童的排泄量高出成人数倍。

体内缺铁时，最早表现是贮存铁减少。含铁血黄素颗粒可见于尿中肾小管上皮细胞，尿含铁血黄素试验是慢性血管内溶血的有力证据。

2.3.3.1 铁代谢检验指标

（1）血清铁（SF）：以 Fe^{3+} 形式与转铁蛋白（Tf）结合存在。

临床意义：血清铁降低见于缺铁性贫血、失血、营养缺乏、感染和慢性病。

（2）血清铁蛋白

临床意义：体内铁的贮存形式，降低见于缺铁性贫血早期、慢性贫血、失血、营养缺乏等，增高见于血色病、含铁血黄素沉积症、肝脏疾病等。

（3）转铁蛋白（Tf）

临床意义：增高见于缺铁性贫血等，降低见于肾病综合征、肝硬化等。

（4）转铁蛋白受体测定

临床意义：增高见于缺铁性贫血、溶血性贫血，降低见于再生障碍性贫血。转铁蛋白受体也可用于监测肿瘤化疗后骨髓恢复情况、骨髓受抑制情况等。

（5）总铁结合力（TIBC）、未饱和铁结合力（UIBC）

$$UIBC=TIBC-SF$$

临床意义：增高见于缺铁性贫血。

（6）转铁蛋白饱和度（TS）

$$TS=SF/TIBC$$

临床意义：降低见于缺铁性贫血，增高见于铁粒幼细胞性贫血、血色病早期。

2.3.3.2 缺铁性贫血

血红蛋白减少大于红细胞减少，属于小细胞低色素性贫血（MCV ＜ 80fL，MCH ＜ 26pg，MCHC ＜ 320g/L），骨髓象中出现小型原始红细胞。

临床缺铁分为三个阶段：①贮铁缺乏期，贮存铁下降，早期出现血清铁蛋白下降；②缺铁性红细胞生成期，表现为游离原卟啉增高，铁蛋白减少，转铁蛋白饱和度降低；③缺铁性贫血期。

骨髓铁染色是诊断缺铁性贫血直接且可靠的方法。骨髓细胞外铁染色阴性。

缺铁性贫血时，铁蛋白最先下降，骨髓象红细胞出现核老浆幼，巨幼细胞贫血出现核幼浆老。

铁粒幼细胞性贫血：属于正细胞低色素性贫血，血象呈现两种红细胞并存的"双形性"（RDW 升高），骨髓象红系增生活跃，以中幼红细胞为主。骨髓铁染色细胞内铁和外铁均明显增加，环形铁粒幼细胞占幼红细胞的 15% 以上。

铁代谢检查：血清铁、血清铁蛋白、转铁蛋白饱和度水平均明显增高，而血清总铁结合力正常或降低。

缺铁性贫血：铁缺乏。

铁粒幼细胞性贫血：铁利用障碍。

血色病和含铁血黄素沉着症：铁过多（经常输血、肾病）。

2.3.4 脱氧核苷酸合成障碍性贫血

（1）维生素 B_{12} 缺乏症、叶酸缺乏症血象呈大细胞正色素性贫血；骨髓象主要表现为三系细胞巨幼样改变，尤其是红细胞系列出现早、中和晚巨幼红细胞大于 10%，粒细胞和巨核细胞系统亦有巨幼样变。

（2）诊断巨幼细胞贫血最有价值的是骨髓幼红细胞巨幼变。

（3）恶性贫血是指内因子缺乏所致的维生素 B_{12} 吸收障碍，属于大细胞性贫血。血象：红细胞呈卵圆形，白细胞和血小板减少，中性粒细胞核分叶过多。骨髓象：三系细胞呈巨型变，粒细胞和巨核细胞核分叶过多。

2.3.5 造血功能障碍性贫血（再生障碍性贫血）

再生障碍性贫血（AA）是指多种原因导致造血干细胞减少和（或）功能异常，从而引起红细胞、中性粒细胞、血小板减少的一种获得性疾病。再生障碍性贫血的致病因素有药物、病毒感染、化学毒物、电离辐射、免疫因素等。临床表现为贫血、出血和感染。

（1）血象：全血细胞减少，网织红细胞显著减少。中性粒细胞减少明显，淋巴细胞相对增多。

（2）骨髓象：急性再生障碍性贫血骨髓穿刺液可见脂肪滴明显增多，骨髓液稀薄，且不见早期幼稚细胞，巨核细胞常缺少。在再生障碍性贫血未累及的部位，有核细胞增生活跃时，巨核细胞减少。

（3）诊断标准：①全血细胞减少，网织红细胞绝对值减少；②一般无肝脾大；③骨髓至少1个部位增生减低或重度减低；④能除外引起全血细胞减少的其他疾病；⑤一般抗贫血药治疗无效。

（4）鉴别再生障碍性贫血与急性白血病最主要的检查是骨髓检查。

（5）急性造血功能停滞（AAH）又称急性再生障碍危象，即在原有贫血或其他疾病的基础上，在某些诱因作用下，促使造血功能和代偿失调，血细胞暂时性减少或缺如，一旦诱因除去，危象随之消失。血象：贫血比原有疾病严重，Hb可低至30g/L，网织红细胞减低，淋巴细胞占绝对多数，中性粒细胞有中毒颗粒。骨髓象：在涂片周边部位出现巨大原始红细胞是本病的突出特点。

（周　冰）

2.4　白血病

2.4.1　白血病概述

白血病特点为白血病细胞呈现异常增生伴分化成熟障碍。急性白血病细胞分化停滞在较早的阶段，骨髓中原始细胞（或原始加幼稚细胞）＞30%。

【注意】WHO标准是＞20%，一般自然病程短于6个月。慢性白血病的细胞分化停滞在较晚阶段，原始细胞不超过10%。

（1）FAB分型：1976年F（法）A（美）B（英）主要根据形态学进行急性白血病分型。2001年，WHO根据MICM分型，将M（morphology，形态学）、I（immunnology，免疫学）、C（cytogentics，细胞遗传学）、M（molecular biology，分子生物学）结合起来。

①急性白血病是指骨髓中某一系列原始细胞加幼稚细胞＞30%。

②慢性白血病是指骨髓中某一系列原始细胞＜10%。

③急性白血病疗效标准：完全缓解（complete remission，CR），骨髓象原粒细胞Ⅰ型＋Ⅱ型（原单＋幼单或原淋＋幼淋）≤5%，红细胞及巨核细胞

正常。

④ 复发：骨髓涂片中原始细胞＋幼稚细胞＞20%。

- CD7为出现早且贯穿表达整个T细胞分化发育过程中的抗原。
- CD7、CyCD3是检测T-急性淋巴细胞白血病的最敏感指标。
- CD19是鉴别全B系的敏感而又特异的指标。
- CD10为诊断普通型急性淋巴细胞白血病（common-ALL）的必需指标。
- CD14为单核细胞特异的；髓过氧化物酶（MPO）为髓系所特有的。
- CD41a（GPⅡb/Ⅲa）、41b（Ⅱb）和CD61（Ⅲa）及血小板过氧化物酶（PPO）为巨核细胞系特异性标志物。
- CD34为造血干细胞标记。

（2）血型糖蛋白A与红细胞的免疫分型有关。

（3）急性白血病的主要临床特征：感染、出血、贫血及浸润。

FAB按照细胞形态学将急性白血病分为急性淋巴细胞白血病和急性非淋巴细胞白血病。其中Auer小体是形态学上鉴别急性淋巴细胞白血病和急性非淋巴细胞白血病的重要指标。

2.4.2 急性淋巴细胞白血病

（1）血象：红细胞及血红蛋白低于正常，可见少量幼红细胞。白细胞计数多数增高，可正常或减少。分类中原始及幼稚淋巴细胞增多，可达90%。血小板计数低于正常，晚期明显减少。

（2）骨髓象：骨髓增生极度或明显活跃，少数病例呈增生活跃以原始和幼稚淋巴细胞为主，大于25%，伴有形态异常，粒细胞系统增生受抑制，红细胞系统增生也受抑制。巨核细胞系显著减少或不见，血小板减少。退化细胞明显增多，篮细胞（涂抹细胞）多见，这是急性淋巴细胞白血病的特征之一。按FAB形态学分类：急性淋巴细胞白血病可分为L1、L2、L3三种亚型。

（3）FAB分型：见表2-6。

表2-6　急性淋巴细胞白血病FAB分型

特征	L1	L2	L3
细胞大小	小细胞为主，大小较一致	大细胞为主，大小不一致	大细胞为主，大小较一致
核染色质	较粗，结构较一致	较疏松，结构较不一致	呈细点状均匀
核型	规则，偶有凹陷或折叠	不规则，凹陷或折叠常见	较规则
核仁	小而不清楚，少或不见	清楚，一个或多个	明显，一个或多个，呈小泡状
胞质量	少	不定，常较多	较多
胞质嗜碱性	轻或中度	不定，有些细胞深染	深蓝
胞质空泡	不定	不定	常明显，呈蜂窝状

（4）POX 阴性。

（5）糖原（PAS）染色：20% ～ 80% 的原淋巴细胞呈阳性反应。

（6）酸性磷酸酶（ACP）染色：T 细胞阳性，B 细胞阴性。儿童及青少年多见。

（7）缓解标志

完全缓解（CR）：①临床无贫血、出血、感染及白血病细胞浸润表现；②血象中血红蛋白＞ 90g/L，白细胞正常或减低，分类无幼稚细胞，血小板＞ 100×10^9/L；③骨髓象原始细胞加早幼阶段细胞（或幼稚细胞）＜ 5%，红细胞系统及巨核细胞系统正常。

部分缓解：临床、血象或骨髓象 3 项中有 1 项或 2 项未达到完全缓解标准，骨髓象中原始细胞加早幼细胞＜ 20%。

未缓解：临床、血象及骨髓象三项均未达到完全缓解标准，骨髓象中原始细胞加早幼细胞＞ 20%，其中包括无效者。

2.4.3　急性髓细胞性白血病

（1）分型：见表 2-7。

表 2-7　急性髓细胞性白血病分型

亚型	分型标准
M0	急性髓细胞性白血病微分化型，核仁明显，细胞质透明，嗜碱性，无嗜天青颗粒及 Auer 小体
M1	急性粒细胞白血病未分化型，原粒占非红系细胞 90% 以上，至少 3% 细胞过氧化物酶染色（+）
M2	急性粒细胞白血病部分分化型
M2a	原始粒细胞 30% ～ 89%（NEC），单核细胞＜ 20%，早幼粒细胞以下阶段＞ 10%
M2b	M2b 以异常的中性中幼粒细胞增生为主（大于 30%），其胞核常有 1 ～ 2 个大核仁，核质发育显著不平衡
M3	急性早幼粒细胞白血病：以颗粒增多的异常早幼粒细胞增生为主，大于 30% 可见束状 Auer 小体
M3a	粗颗粒型
M3b	细颗粒型
M4	急性粒 - 单核细胞白血病
M4a	原始细胞及早幼粒细胞为主，原始细胞＋幼稚单核细胞＋单核细胞＞ 20%（NEC）
M4b	原始细胞及幼稚单核细胞增生为主，原始细胞＋早幼单核细胞＞ 20%（NEC）
M4c	具有粒系又具有单核系特征的原始细胞＞ 30%（ANC）
M4Eo	除上述特征外，有颗粒粗大且圆、着色较深的嗜酸性粒细胞，占 5% ～ 30%
M5	单核细胞白血病
M5a	未分化型，原单核细胞大于等于 80%
M5b	部分分化型，原单核细胞占 30% ～ 80%
M6	急性红白血病：红系比例≥ 50%，红系 PAS 阳性，原始粒细胞大于 30%，异常幼红细胞大于 10% 时也可诊断
M7	急性巨核细胞白血病，原始巨核细胞大于 30%

（2）常见染色体和基因改变：见表2-8。

表2-8 常见染色体和基因改变

类型	染色体改变	基因改变
M2	t（8；21）（q22；q22）	AmL/ETO
M3	t（15；17）（q22；q21）	PmL/RARα 或 RARα/PmL
M4	Eo inv/del（16）（q22）	CBFB/MYH11
M5	inv/del（11）（q22）	mLL/ENL
CmL	t（9；22）（q34；q11）	BCR/ABL

（3）各型特点

M0：细胞化学染色，POX 及 SB 染色为阴性或阳性率＜3%；电镜，MPO 阳性，PPO 阴性。

M1：至少有 3% 的原始粒细胞 POX 染色阳性。

M3：容易出现 DIC，血小板极度减少，POX 强阳性。

M5：非特异性酯酶染色，可被氟化钠抑制。

M6：糖原染色阳性。

M7：PPO 阳性，MPO 阴性。

2.4.4 慢性粒细胞白血病

（1）慢性粒细胞白血病的白细胞数显著升高，初期一般为 $50 \times 10^9/L$，多数在（$100 \sim 300$）$\times 10^9/L$，血小板可高达 $1000 \times 10^9/L$，加速期及急变期血小板可进行性减少。

（2）血象以中性中幼粒细胞及晚幼粒细胞增多为主，杆状粒细胞和分叶核增多，原始粒细胞（Ⅰ型＋Ⅱ型）低于10%，嗜碱性粒细胞可达10%～20%。嗜碱性粒细胞增高是慢性粒细胞白血病的特征之一。另外，慢性白血病会导致脾大。

（3）骨髓象可见有核细胞增生极度活跃，粒红比例明显增高可达（$10 \sim 50$）：1；明显增生的粒细胞中，以中性中幼细胞、晚幼粒细胞和杆状核粒细胞居多。

（4）细胞化学染色：PAS 染色淋巴细胞呈阳性反应或粗颗粒状阳性反应；NAP 阳性率及积分明显降低，但其合并感染、妊娠及急变期，NAP 积分可升高。

（5）慢性粒细胞白血病是多能干细胞水平上突变的克隆性疾病，故可急性变、急粒变、急淋变。

（6）Ph 染色体是慢性粒细胞白血病的特征性异常染色体，检出率为90%～95%，其中绝大多数为 t（9；22）（q34；q11）称为典型易位。Ph 染色

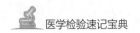

体形成 BCR-ABL 融合基因。

2.4.5　慢性淋巴细胞白血病

（1）慢性淋巴细胞白血病血象：血片中篮细胞明显增多。

（2）慢性淋巴细胞白血病骨髓象淋巴细胞显著增多，PAS 染色淋巴细胞呈阳性反应或粗颗粒状阳性反应。

（3）慢性淋巴细胞白血病大多数是 B 细胞异常增生，大约半数慢淋有克隆性核异常，以 12 号三体（+12）检出率最高。

（4）老年人发病率较高，全身淋巴结进行性肿大为最突出临床表现。

2.4.6　特殊类型白血病

2.4.6.1　浆细胞白血病

（1）浆细胞白血病（PCL）的血清中出现异常免疫球蛋白，以 IgG、IgA 多见。

（2）PCL 的外周血白细胞分类中浆细胞 > 20% 或绝对值 $\geq 2.0 \times 10^9/L$，骨髓象浆细胞明显增生，原始细胞与幼稚浆细胞多 > 40%，伴形态异常。

（3）浆细胞白血病与多发性骨髓瘤（MM）的鉴别诊断：MM 的肝、脾、淋巴结不大，病程较慢，无细胞浸润，有骨质破坏。MM 的骨髓象为浆细胞 < 15%。MM 血尿单克隆球蛋白为增高明显。PCL 的肝、脾、淋巴结增大，病程较快，细胞浸润严重，有骨质破坏。

2.4.6.2　多毛细胞白血病

多毛细胞白血病是一种少见的特殊类型的慢性 B 淋巴细胞白血病，属于慢性淋巴组织增殖性疾病。

（1）血象：血红蛋白降低，呈正细胞正色素性贫血。白细胞分类可见大量毛细胞。毛细胞具有以下特点：边缘不整齐，呈锯齿状或伪足状，有许多不规则纤绒毛突起，但有时不显著，而在活体染色时更明显。

（2）骨髓象：淋巴细胞相对增多，浆细胞增多，可见到较多的典型多毛细胞。约有半数的病例骨髓穿刺呈"干抽"，也是诊断特点之一。

（3）多毛细胞白血病酸性磷酸酶染色阳性，不被左旋（L）酒石酸抑制。膜表面免疫球蛋白（SmIg）阳性。

2.4.6.3　幼淋巴细胞白血病

（1）血象：有不同程度的正细胞正色素性贫血，白细胞总数显著增高，多数大于 $100 \times 10^9/L$，分类中以幼淋巴细胞占优势，有时几乎全为幼淋巴细胞。

（2）SmIgM 多为阳性。

2.4.6.4　成人T细胞白血病

骨髓象：细胞核呈多形性改变，扭曲、畸形或分叶状，核凹陷很深呈两叶或多叶，或折叠呈花瓣状，也称花细胞。

2.4.6.5　急性混合细胞白血病

既有淋巴细胞系，又有髓细胞系特征。单纯形态学特征不能诊断急性混合细胞白血病。

（周　冰）

2.5　骨髓增生异常综合征及其实验

骨髓增生异常综合征（MDS）是一组造血干细胞的克隆性疾病。
MDS 分型见表 2-9。

表 2-9　MDS 分型

分型	环形铁粒幼细胞 /%	骨髓和外周血原始细胞
MDS 伴单系病态造血（MDS-SLD）	< 15% 或 < 5%[①]	骨髓 < 5%，外周血 < 1%，无 Auer 小体
MDS 伴多系病态造血（MDS-MLD)	< 15% 或 < 5%[①]	骨髓 < 5%，外周血 < 1%，无 Auer 小体
MDS 伴环形铁粒幼细胞（MDS-RS）		
MDS-RS-SLD	≥ 15% 或 ≥ 5%[①]	骨髓 < 5%，外周血 < 1%，无 Auer 小体
MDS-RS-MLD	≥ 15% 或 ≥ 5%[①]	骨髓 < 5%，外周血 < 1%，无 Auer 小体
MDS 伴孤立 del（5q）	任何比例	骨髓 < 5%，外周血 < 1%，无 Auer 小体
MDS 伴原始细胞增多（MDS-EB）		
MDS-EB-1	任何比例	骨髓 5% ~ 9% 或外周血 2% ~ 4%，无 Auer 小体
MDS-EB-2	任何比例	骨髓 10% ~ 19% 或外周血 5% ~ 19% 或有 Auer 小体
MDS- 未分类（MDS-U）		
血中有 1% 的原始细胞	任何比例	骨髓 < 5%，外周血 =1%[②]，无 Auer 小体
单系病态造血并全血细胞减少	任何比例	骨髓 < 5%，外周血 < 1%，无 Auer 小体
根据定义 MDS 的细胞遗传学异常	< 15%[③]	骨髓 < 5%，外周血 < 1%，无 Auer 小体
儿童难治性血细胞减少症	无	骨髓 < 5%，外周血 < 2%

① 如果存在SF3B1突变。

② 外周血1%的原始细胞必须有两次不同场合检查的记录。

③ 若环形铁粒幼细胞≥15%的患者有明显病态造血，则归为MDS-RS-SLD。

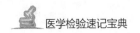

骨髓中巨核细胞多为小巨核细胞。骨髓铁染色常显示细胞外铁丰富，铁粒幼细胞增多。MDS预后较差的核型是−7/7q−，预后较好的核型是20q−。

（周　冰）

2.6　恶性淋巴瘤及其实验诊断

霍奇金淋巴瘤是指淋巴结或其他淋巴组织中的淋巴细胞发生恶性增生而引起的淋巴瘤。非霍奇金淋巴瘤是淋巴结或其他淋巴组织中的淋巴细胞或组织细胞发生恶性增生而引起的淋巴瘤。

霍奇金淋巴瘤与非霍奇金淋巴瘤的主要区别是：霍奇金淋巴瘤的病理活检找到R-S细胞（镜影细胞）为特征；非霍奇金淋巴瘤病理组织特点为淋巴细胞正常结构为肿瘤组织所取代，这是确诊此病的主要依据。

霍奇金淋巴瘤按照组织学分型为淋巴细胞为主型、淋巴细胞消减型、结节硬化型、混合细胞型。

确诊淋巴瘤的主要依据是病理组织学检查。

（杨旭颖）

2.7　浆细胞病

2.7.1　多发性骨髓瘤

多发性骨髓瘤（MM）是骨髓内浆细胞异常增生的一种恶性肿瘤，属于成熟B细胞肿瘤。对MM的诊断具有决定性意义的是骨髓穿刺。有些骨髓瘤细胞含嗜酸性包涵体（Russel小体）。MM患者的肿瘤细胞可呈灶性分布，因此，需多部位、多次穿刺才有助于诊断，肿瘤细胞常成堆分布于涂片的尾部。MM的特征性细胞是葡萄状细胞、桑葚细胞。

（1）血象：红细胞常呈"缗钱状"排列，红细胞沉降率明显增快。

（2）MM患者尿中主要出现Ig轻链，进行尿蛋白电泳和免疫电泳可检出B-J蛋白（本周蛋白）和鉴别κ链和λ链，与血清电泳的结果相吻合。

（3）MM患者血清总蛋白浓度、钙离子浓度、乳酸脱氢酶活力、血清β_2-微球蛋白含量常增高。

（4）多发性骨髓瘤MM经血清和尿中免疫电泳，可将"M"成分分为：IgG型、IgA型、IgD型、IgE型、轻链型、双克隆或多克隆免疫球蛋白型和不分泌型，以 IgG 型最多见，约占 70%。

2.7.2 巨球蛋白血症

（1）巨球蛋白血症是血液中出现大量单克隆巨球蛋白（IgM）为特征的 B 淋巴细胞恶性病变。

（2）巨球蛋白血症与 MM 相比较少出现溶骨性病变、肾功能损害。

（杨旭颖）

2.8 骨髓增生性疾病

2.8.1 真性红细胞增多症

真性红细胞增多症是原因未明的一种红系增生的骨髓增生性疾病。

（1）血象：红细胞数增多 [（7.0 ～ 10.0）×10^{12}/L]，血红蛋白增高（180 ～ 240g/L），血细胞比容增高（0.54 ～ 0.80），网织红细胞百分率不增多。白细胞分类以中性粒细胞为主，核左移，嗜酸及嗜碱性粒细胞稍多，血象可见中幼粒细胞及晚幼粒细胞。

（2）红细胞沉降率减慢。

2.8.2 骨髓纤维化

（1）骨髓纤维化的骨髓穿刺抽吸骨髓液时，经常出现干抽（抽不出骨髓液）。

（2）骨髓纤维化会出现泪滴形红细胞。骨髓活检是本病确诊的主要依据。

（3）骨髓纤维化与慢性粒细胞白血病的鉴别：骨髓纤维化时骨髓活检可以见到大量网状纤维组织。

2.8.3 原发性血小板增多症

原发性血小板增多症患者骨髓中巨核细胞形态异常不包括颗粒致密。

（杨旭颖）

2.9 恶性组织细胞病

恶性组织细胞病（MH）是单核 - 巨噬细胞系统的恶性增生性疾病。其主

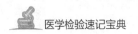

要病理特点是肝、脾、淋巴结、骨髓等器官和组织中出现形态异常的恶性组织细胞的灶性增生，常伴有明显的吞噬血细胞的现象。

MH 临床起病急骤，以高热，贫血，肝、脾、淋巴结肿大，血细胞减少，出血，黄疸和进行性衰竭为主要特征。

MH 的骨髓涂片中大多数仍可见各系正常造血细胞。其中可见到形态异常的组织细胞，这也是本病的最重要的特征。

（杨旭颖）

2.10 出血与血栓

2.10.1 出血与血栓的基础理论

2.10.1.1 收缩和舒张血管物质

收缩血管的活性物质有：儿茶酚胺、去甲肾上腺素、血栓烷 A2、5- 羟色胺（5-HT，兼有扩张血管作用）等。

舒张血管的活性物质有：乙酰胆碱、前列环素（PGI2）、组胺（兼有收缩血管作用）等。

2.10.1.2 血小板

血小板的主要功能和缺乏所致疾病见表 2-10。

表 2-10 血小板的主要功能和缺乏所致疾病

名称	主要功能	缺乏所致疾病
GP Ia	与 GP IIa 形成复合物，是胶原的受体	
GP Ib	与 GP IX 形成复合物，是 vWF 的受体，参与血小板黏附反应	巨大血小板综合征（对瑞斯托霉素无聚集反应）
GP IIb	与 GP IIIa 形成复合物，是纤维蛋白原的受体，参与血小板聚集反应	血小板无力症（对瑞斯托霉素有聚集反应）

血小板活化因子（PAF）是迄今已知的最强血小板诱导剂，可诱导血小板活化、聚集。

2.10.1.3 凝血因子

凝血因子目前包括 14 个，除 F III 存在于组织中，其余均存在于血浆中。

F Ⅳ 即 Ca^{2+}。

（1）依赖维生素 K 凝血因子包括 F Ⅱ、F Ⅶ、F Ⅸ和 F Ⅹ。

（2）接触凝血因子：包括经典 F Ⅻ、F Ⅺ和激肽释放酶原（PK）、高分子量激肽原（HK）。

（3）对凝血酶敏感的凝血因子：包括 F Ⅰ、F Ⅴ、F Ⅷ、F Ⅻ。

2.10.1.4　凝血机制

（1）内源凝血途径：内源凝血途径是指由 F Ⅻ被激活到 F Ⅸ a- Ⅷ a-Ca^{2+}-PF3 复合物形成的过程。

（2）外源凝血途径：外源凝血途径是指从 TF 释放到 TF-F Ⅶ a-Ca^{2+} 复合物的过程。

（3）共同凝血途径：共同凝血途径是指由 F Ⅹ激活到纤维蛋白形成过程，它是内外源系统的共同凝血阶段。

2.10.1.5　体液抗凝作用

（1）抗凝血酶Ⅲ（AT- Ⅲ）：是肝素依赖的丝氨酸蛋白酶抑制物。

（2）蛋白 C 系统：包括蛋白 C、蛋白 S、血栓调节蛋白（TM）及活化蛋白 C 抑制物。

（3）组织型纤溶酶原激活物（t-PA）：t-PA 是一种丝氨酸蛋白酶，由血管内皮细胞合成。

- 纤溶酶（PL）不仅降解纤维蛋白，而且可以降解纤维蛋白原。
- PL降解纤维蛋白原产生X片段、Y片段、D片段及E片段。
- 降解纤维蛋白则产生X′、Y′、D-D、E′片段。上述所有的片段统称为纤维蛋白降解产物（FDP）。

D- 二聚体来源于纤溶酶溶解的纤维蛋白凝块，反映纤维蛋白溶解功能。增高可见于继发性纤维蛋白溶解亢进。

2.10.2　血栓与止血检验的基本方法

一期止血缺陷是指血管壁和血小板缺陷所致的出血性疾病；二期止血缺陷是指凝血因子缺乏或病理性抗凝物质存在所致的出血性疾病。

2.10.2.1　一期止血筛查试验

（1）出血时间（BT）：测定在皮肤受特定条件外伤后，出血自然停止所需的时间。

（2）束臂试验（CFT）：通过前臂局部加压，使静脉血流受阻，给予毛细

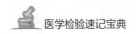

血管负荷，观察前臂皮肤一定范围内新出现的出血点数目，来估计血管壁的完整性及其脆性。

2.10.2.2　二期止血筛查试验

（1）凝血酶原时间（PT）：在受检血浆中加入过量的组织凝血活酶（人脑、兔脑、胎盘及肺组织等制品的浸出液）和钙离子，使凝血酶原变为凝血酶，后者使纤维蛋白原转变为纤维蛋白。该实验是外源性凝血系统功能最常用的筛选试验。

（2）活化的凝血活酶时间（APTT）：37℃条件下，以白陶土激活凝血因子Ⅸ、Ⅷ和Ⅺ，以脑磷脂（部分凝血活酶）代替血小板第三因子，在Ca^{2+}参与下，观察乏血小板血浆凝固所需的时间，即为活化部分凝血活酶时间，它是内源凝血系统较敏感和常用的筛选试验。

（3）简易凝血酶生成试验（STGT）：有助于诊断血友病。硫酸钡吸附血浆不含凝血因子Ⅱ、Ⅶ、Ⅸ、Ⅹ；新鲜血浆不含凝血因子Ⅲ、Ⅳ；新鲜血清不含凝血因子Ⅰ、Ⅱ、Ⅴ、Ⅷ、ⅩⅢ。

拓　展

　　STGT试验就是为了判断到底是哪个凝血因子缺乏。

出血时间（BT）反映了毛细血管与血小板的相互作用，凝血因子对BT影响较小。进行BT测定试验的前1周患者应注意停服阿司匹林等抗血小板的药物。

PT超过正常值3s有意义。INR国际标准化比值以2.0～3.0倍为宜。缩短见于口服避孕药、高凝状态和血栓性疾病等。

2.10.2.3　血管壁检验

（1）血管性血友病因子（vWF）是一种大分子蛋白多聚体，主要由血管内皮细胞合成，合成后一部分储存于内皮细胞中，一部分直接释放入血作为血小板黏附于内皮下胶原的黏附蛋白和血浆中凝血因子Ⅷ的载体。

（2）在瑞斯托霉素存在的条件下，血管性血友病因子（vWF）通过与血小板膜GPⅠb-Ⅸ相互作用使正常血小板发生凝集。vWF减低主要用血管性血友病vWD的诊断和分型。

（3）血栓调节蛋白（TM）具有重要的抗凝作用，血浆TM检测是了解血管内皮损伤的最好指标，通常应用ELISA双抗体夹心法。

2.10.2.4　血小板检验

（1）血小板功能：黏附（GPⅠb/Ⅸ）、聚集（GPⅡb/Ⅲa）、释放、促凝、收缩、维护内皮完整性。

（2）血小板糖蛋白测定：GPⅠb缺乏见于巨大血小板综合征（对瑞斯托霉素无聚集反应）；GPⅡb-Ⅲa缺乏见于血小板无力症（对瑞斯托霉素有聚集反应）。

（3）血小板生存期缩短，见于血小板破坏增多性疾病、血小板消耗过多性疾病和血栓性疾病。

（4）血小板聚集试验（PAgT）增高反映血小板聚集功能增强，见于高凝状态和（或）血栓前状态和血栓性疾病。血小板聚集试验抗凝剂枸橼酸钠抗凝，不能以EDTA作为抗凝剂。

（5）β血小板球蛋白（β-TG）和血小板第四因子（PF4）是血小板颗粒中特有的蛋白。β-TG和PF4是血小板活化的重要指标。

凝血因子检测：纤维蛋白原（FIB）是血浆中含量最高的凝血因子。

2.10.2.5　抗凝物质及病理性抗凝物质测定

（1）抗凝血酶Ⅲ（AT-Ⅲ）增高见于血友病、白血病和再生障碍性贫血急性出血期及口服抗凝药物治疗过程中；减低见于先天性和获得性AT-Ⅲ缺乏症，后者见于血栓前状态、血栓性疾病和肝脏疾病、肾病综合征等。测定方法：发色底物法。

（2）蛋白S是活化蛋白C的辅助因子，抗原测定的原理是免疫火箭电泳法。

（3）凝血酶时间（TT）的测定原理是向受检血浆中加入"标准化"凝血酶溶液，测定开始出现纤维蛋白丝所需的时间。甲苯胺蓝可纠正肝素的抗凝作用，在凝血酶时间（TT）延长的血浆中加入少量的甲苯胺蓝，若延长的TT明显恢复正常和缩短，表示受检血浆中肝素或类肝素样物质增多。

2.10.2.6　纤溶活性的检验

（1）血浆鱼精蛋白副凝固试验（3P试验）原理：受检血浆中加入鱼精蛋白溶液，如果血浆中存在可溶性纤维蛋白单体——纤维蛋白降解产物复合物，则鱼精蛋白使其解离释出纤维蛋白单体。纤维蛋白单体自行聚合成肉眼可见的纤维状物，此为阳性反应结果。

（2）D-二聚体是交联纤维蛋白的特异性降解产物，是诊断血栓形成的重要分子标志物。

（3）D-二聚体是鉴别原发性纤溶和继发性纤溶亢进的重要指标，在继发性纤溶症为阳性或增高，而原发性纤溶症为阴性。

2.10.3 常见出血性疾病的实验诊断

2.10.3.1 过敏性紫癜

过敏性紫癜是常见的血管变态反应性出血性疾病，好发于儿童和青少年。不同分型症状不同，如关节型表现为关节肿胀和关节痛以及出血点；腹型会出现腹痛、血便等。过敏性紫癜白细胞计数、中性粒细胞或嗜酸性粒细胞可增多。

2.10.3.2 原发性（特发性）血小板减少性紫癜

原发性（特发性）血小板减少性紫癜（ITP）是一种自身免疫性疾病。主要由于患者体内产生抗血小板自身抗体，致血小板寿命缩短。临床上分为急性和慢性两型，其中急性型病例多见于 3～7 岁的儿童，紫癜出现前 1～3 周常有上呼吸道感染史。起病急骤，常伴发热、皮肤紫癜、黏膜出血和内脏（胃肠道、泌尿道）出血等。

ITP 实验室检查：抗血小板抗体及补体增高。

2.10.3.3 血小板功能异常性疾病

分为遗传性和获得性两类。遗传性包括血小板无力症、巨大血小板综合征、储存池病及血小板第 3 因子缺乏。

（1）血小板无力症系常染色体隐性遗传，为血小板膜 GPⅡb/Ⅲa 数量减少或缺乏。血小板对 ADP、胶原、肾上腺素、凝血酶、花生四烯酸等诱导药无聚集反应，但对瑞斯托霉素有聚集反应。

（2）巨血小板综合征的基本缺陷主要是血小板膜 GPⅠb/Ⅸ的数量减少或缺乏。巨大血小板综合征对瑞斯托霉素不发生聚集反应。

2.10.3.4 凝血因子异常性疾病

（1）血友病与血管性血友病的区别：血友病是一组遗传性的凝血因子Ⅷ、Ⅸ基因缺陷、突变等导致凝血活酶生成障碍的出血性疾病。血管性血友病（vWD）是由于血管性血友病因子（vWF）基因的合成与表达缺陷而导致它的质和量异常所引起的出血性疾病。

（2）血友病 A（甲）为凝血因子Ⅷ缺乏，血友病 B（乙）为凝血因子Ⅸ缺乏。此二种均为性连锁隐性遗传病。血友病的表现为出血，反复关节腔内出血可引起血友病性关节炎。

（3）血友病实验室筛检试验显示 APTT 延长。

（4）血管性血友病（vWD）实验室检查：血小板计数正常，APTT 可延长或正常，vWF 降低。

（5）依赖维生素 K 凝血因子缺乏症：由于缺乏维生素 K 所引起的凝血因子 II、VII、IX、X 缺乏，称为依赖维生素 K 凝血因子缺乏症，筛选试验是 APTT 和 PT，二者均可延长。

2.10.3.5 肝脏疾病所致凝血障碍

（1）肝素样抗凝样物质：APTT、PT、TT 均延长，可被甲苯胺蓝或鱼精蛋白纠正而不被正常血浆纠正，是本症常用的实验室检查。

（2）狼疮抗凝物增多：APTT、PT、TT 均延长，但 APTT 延长不能被正常血浆纠正，狼疮样抗凝物质检测阳性，有确诊价值。

（3）纤维蛋白原≤ 0.9g/L 可诊断为低纤维蛋白原血症。

2.10.4 血栓性疾病及其实验诊断

2.10.4.1 弥散性血管内凝血（DIC）

大量促凝物质入血，引起血管内广泛的微血栓形成。在此过程中，消耗了大量血小板和大量凝血因子使凝血活性减低，同时引起继发性纤溶亢进，使机体止凝血功能障碍，出现出血、贫血、休克甚至多器官功能障碍的过程。

（1）DIC 筛选试验：血小板计数 < 100×10^9/L，呈进行性下降。PT、APTT 和 TT 均可延长，纤维蛋白原（FIB）含量明显降低，一般 < 1.5g/L，FDP 增高，D-二聚体明显升高或阳性。

（2）DIC 诊断实验：优球蛋白溶解时间（ELT）缩短，3P 试验在 DIC 失代偿时为阳性，血清纤维蛋白降解产物（FDP）测定一般 > 40μg/L，FDP 是 DIC 诊断中最敏感的指标之一。

2.10.4.2 抗栓与溶栓治疗的实验室监测

（1）肝素是一种酸性黏多糖，监测普通肝素的首选指标是 APTT；监测低分子量肝素（LMWH）的指标是抗因子Xa 活性。

（2）肝素治疗的最常见并发症是出血。

（3）口服抗凝药主要是香豆素类衍生物，其化学结构与维生素 K 相似。PT 是监测口服抗凝剂的首选指标。使 PT 维持在正常对照值的 1.5 ～ 2.0 倍，或国际标准化比值 INR 在 2.0 ～ 3.0 为宜。

（4）阿司匹林的抗血小板机制为抑制血小板中环氧化酶，从而抑制了 TXA_2 的合成，后者有引起血小板聚集的作用。小剂量的阿司匹林一般不引起出血并发症，故通常不需要做监测。

（5）阿司匹林抵抗现象：阿司匹林可减少高危患者发生心肌梗死、心源性猝死及脑卒中，但在规律服用治疗剂量阿司匹林的情况下，仍有心脑血管事件的发生，被称为阿司匹林抵抗（aspirin resistance，AR）。此时应该改用其他抗血小板药物进行治疗。

（6）溶栓治疗的主要并发症是出血，溶栓治疗的监测指标有 FIB、TT 和 FDP。

（杨旭颖）

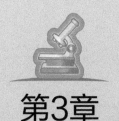

第3章

临床化学检验

3.1 糖代谢基本知识

糖代谢紊乱（glucose metabolism disorders）指调节葡萄糖、果糖、半乳糖等代谢的激素或酶的结构、功能、浓度异常，或组织、器官的病理生理变化，导致血糖升高或降低。临床上重要的糖代谢紊乱主要是血糖浓度过高和过低。需查找引起糖代谢紊乱的原发疾病，针对病因治疗。

（1）糖的无氧酵解途径是在无氧情况下，葡萄糖分解生成乳酸的过程，它是体内糖代谢最主要的途径。

（2）糖酵解途径的3个阶段中，第一阶段是引发阶段，第二个阶段是断裂阶段，第三阶段是氧化还原阶段。

（3）1分子的葡萄糖通过无氧酵解可净生成2分子三磷酸腺苷（ATP），这一过程全部在胞浆中完成。依赖糖酵解获得能量的细胞、组织或器官有红细胞、视网膜、角膜、晶状体、睾丸、骨髓质等。

（4）糖的有氧氧化是指葡萄糖在有氧条件下彻底氧化成水和 CO_2 过程，1分子葡萄糖经有氧氧化可生成 $30 \sim 32$ 个 ATP。

（5）三羧酸循环的限速步骤是异柠檬酸脱氢酶催化的反应，该酶是变构酶，ADP 是其激活剂，ATP 和 NADH 是其抑制剂。

> **拓展**
>
> 有氧氧化是糖氧化提供能量的主要方式。

（6）磷酸戊糖途径：在胞质中进行，用于核苷酸和核酸的生物合成。

> **拓 展**
>
> 提供 5- 磷酸核糖，用于核苷酸和核酸的生物合成。
>
> 提供 NADPH（还原型辅酶Ⅱ），参与多种代谢反应，维持谷胱甘肽的还原状态等。

3.1.1　血糖的来源

（1）糖类的消化吸收：血糖的主要来源。

（2）肝糖原分解：短期饥饿后发生。

（3）糖异生作用：非糖物质转化成葡萄糖，是体内单糖生物合成的唯一途径，肝脏是糖异生的主要器官。糖异生在较长时间的饥饿后发生。

> **拓 展**
>
> 糖原转变成葡萄糖不属于糖异生。

（4）其他单糖的转化。

糖原是动物体内糖的储存形式。肌糖原可提供肌肉收缩需要；肝糖原是血糖的重要来源，短期饥饿时肝糖原分解，补充血糖。

> **拓 展**
>
> 肝脏有葡萄糖 -6- 磷酸酶使肝糖原分解，肌肉组织缺乏该酶。

葡萄糖合成糖原是耗能的过程，合成 1 分子糖原需要消耗 2 个 ATP。机体摄入的糖大部分转变成脂肪后储存于脂肪组织内，只有小部分以糖原形式储存。

3.1.2　血糖的去路

（1）氧化分解：为细胞代谢提供能量，此为血糖的主要去路。氧化分解包括无氧酵解和有氧氧化两个途径。其中无氧酵解是体内糖代谢的主要途径。

（2）合成糖原

> **拓 展**
>
> 糖原是葡萄糖通过 α-1，4 糖苷键和 α-1，6 糖苷键相连而成的具有高度分支的聚合物。

（3）转化成非糖物质：转化成甘油、脂肪酸以合成脂肪，转化成氨基酸以合成蛋白质。

（4）转化成其他糖或糖的衍生物，如核糖、脱氧核糖、氨基多糖等。

（5）随尿排出：血糖高于肾糖阈（8.96～10.08mmol/L）时可随尿排出一部分。

3.1.3　血糖浓度调节

（1）胰岛素：唯一的降血糖激素。胰岛素是胰岛 B 细胞分泌的一种由 51 个氨基酸组成的多肽类激素，在分泌胰岛素的同时，有等分子量的 C 肽和少量的胰岛素原分泌。胰岛素的血循环半衰期为 5～10min。胰岛素发挥作用首先要与靶细胞表面的特殊蛋白受体结合。

（2）胰高血糖素是升高血糖的重要激素，由胰岛 A 细胞分泌。另外糖皮质激素、生长激素、肾上腺素也可以升高血糖。

肝脏是维持血糖恒定的关键器官。脑对低血糖最敏感。

（李　晶）

3.2　糖尿病

（1）糖尿病的临床典型表现为多食、多饮、多尿、体重减少（三多一少），其慢性并发症主要是长期高血糖使蛋白质发生糖基化反应，引起微血管病变；急性并发症有糖尿病酮症酸中毒、高渗性非酮症糖尿病昏迷、乳酸酸中毒及低血糖昏迷。糖尿病晚期多并发血管病变，以心、脑、肾受累最严重。

（2）糖尿病分型

① 1 型糖尿病：少见，常在幼年和青少年阶段发病。主要指由胰岛 B 细胞破坏，导致胰岛素绝对缺乏。

② 2 型糖尿病：多见，占我国糖尿病患者的 95% 以上。主要病因为胰岛素抵抗、胰岛素进行性分泌不足，或两者兼有。

③ 其他特殊类型糖尿病：如 B 细胞功能基因缺陷、胰腺外分泌疾病等。

④ 妊娠糖尿病。

（3）糖尿病诊断标准中，糖尿病症状（三多一少）加随意静脉血浆葡萄糖≥ 11.1mmol/L；或空腹静脉血浆葡萄糖（FVPG）≥ 7.0mmol/L，OGTT 时，2h 静脉血浆葡萄糖（2hPG）≥ 11.1mmol/L；或加上糖化血红蛋白（GHb）≥ 6.5%。

成人血清葡萄糖参考值：正常 3.9～6.11mmol/L；高血糖症，血糖浓度＞ 7.0mmol/L；低血糖症，血糖浓度＜ 2.8mmol/L。空腹低血糖的反复出现，常提示有特殊的器质性疾病，最常见的原因是胰岛 B 细胞瘤。

• 口服糖耐量试验（OGTT）是一种葡萄糖负荷试验，标准化为：试验前患者应禁食10～12h，坐位取血后5min内饮入250mL含75g无水葡萄糖的糖水，妊娠期妇女用量为100g，以后每隔30min取血一次，共4次，历时2h。

正常糖耐量：空腹血糖 < 6.1mmol/L。

口服葡萄糖 30 ～ 60min 达高峰，峰值 < 11.1mmol/L。

120min 时基本恢复到正常水平，即 < 7.8mmol/L，尿糖均为阴性。

糖耐量受损（IGT）：此为轻度的耐糖能力下降。在非妊娠的成年人，空腹血糖为 6.11 ～ 7.0mmol/L，120min 血糖水平在 7.8 ～ 11.1mmol/L。

（4）糖尿病酮症酸中毒和糖尿病高渗性昏迷的鉴别方法是血或尿酮体的测定。酮体包括丙酮、乙酰乙酸和 β- 羟基丁酸。

（5）血糖测定

① 血糖的检测多采用血浆或血清测定，但床旁测定多用全血。由于葡萄糖主要溶解在血浆中，所以全血葡萄糖浓度比血浆或血清浓度低 12% ～ 15%。静脉血糖 < 毛细血管血糖 < 动脉血糖。

② 空腹血糖测定必须为清晨空腹静脉采血，为了抑制糖酵解，须将血液加入含氟化钠的抗凝容器中（灰色采血管）。

③ 葡萄糖测定方法有己糖激酶法（HK）：是葡萄糖测定的参考方法；葡萄糖氧化酶法（GOD-POD），是我国目前推荐临床常规测定血糖的方法。

（6）糖化血红蛋白（GHb）是 HbA1 合成后化学修饰的结果，最重要的是 HbA1c。由于红细胞的半衰期是 60 天，所以 GHb 水平反映过去 6 ～ 8 周的平均血糖浓度。

糖化血清蛋白（又称果糖胺）是人血白蛋白和其他蛋白质也可与葡萄糖发生糖基化反应，生成酮胺结构，白蛋白的半寿期比血红蛋白短，转换率快，17 ～ 19 天，反映 2 ～ 3 周前的血糖控制水平。

（7）反应性低血糖中最常见的是特发性餐后（功能性）低血糖，占反应性低血糖的 70%。

（8）尿糖测定主要用于筛查疾病和疗效观察，不作为诊断指标。

（李　晶）

3.3　脂代谢及高脂蛋白血症

脂蛋白为血脂与一些特殊的蛋白质结合，形成亲水性的巨型球状分子，该复合物称为脂蛋白（图 3-1）。其中的蛋白质称为载脂蛋白。脂蛋白 = 脂质 + 载脂蛋白。

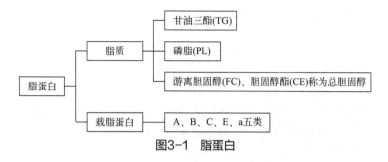

图3-1 脂蛋白

电泳法是根据各种脂蛋白所带电荷不同，在电泳图谱中的位置不同而分类，分为乳糜微粒（CM）、β-脂蛋白、前β-脂蛋白和α-脂蛋白。

超速离心法则是根据脂蛋白密度的大小，在离心后所分层次而定，根据其命名的主要脂蛋白有乳糜微粒（CM）、极低密度脂蛋白（VLDL）、中间密度脂蛋白（IDL）、低密度脂蛋白（LDL）和高密度脂蛋白（HDL）。

3.3.1 乳糜微粒（CM）

（1）CM来源于食物脂肪，外源性甘油三酯颗粒最大、密度最低。

（2）血浆中含有大量的CM时外观混浊。正常人空腹12h后采血时，血浆中无CM。

（3）血浆4℃静置过夜，CM自动漂浮到血浆表面，形成一层"奶酪"，这是检查有无CM存在最简单而又实用的方法。

（4）CM中的载脂蛋白（Apo）主要是ApoAⅠ和ApoC，其次是含有少量的ApoAⅡ、ApoAⅣ、ApoB48和ApoE。

3.3.2 极低密度脂蛋白（VLDL）

（1）VLDL中甘油三酯含量占一半以上。

（2）当空腹血浆中甘油三酯水平超过3.3mmol/L（300mg/dL）时，血浆呈乳状光泽直至混浊，但不上浮成盖。

（3）VLDL中的载脂蛋白含量多少依次为ApoC、ApoB100、ApoE。

（4）CM、VLDL都以甘油三酯为主，二者统称为富含甘油三酯的脂蛋白。在没有CM存在的血浆中，甘油三酯主要反映VLDL的多少。

3.3.3 中间密度脂蛋白（IDL）

（1）IDL是VLDL向LDL转化过程中的中间产物，其胆固醇含量明显增加。

（2）IDL中的载脂蛋白以ApoB100为主，其次是ApoC和ApoE。

3.3.4 低密度脂蛋白（LDL）

（1）LDL是血浆中胆固醇含量最多（一半以上）的一种脂蛋白，被称为富含胆固醇的脂蛋白。

（2）胆固醇浓度的升高与血浆中LDL水平是一致的。

（3）LDL颗粒小，即使血浆中LDL的浓度很高，血浆也不会混浊。

（4）LDL中载脂蛋白绝大部分为ApoB100（占95%以上），仅含有微量的ApoC和ApoE。

3.3.5 高密度脂蛋白（HDL）

HDL中脂质和蛋白几乎各占一半，载脂蛋白以ApoA I 为主，其余为ApoA II、ApoC和ApoE，此外还有微量的ApoA IV。

3.3.6 脂蛋白a[Lp（a）]

（1）Lp（a）的脂质成分类似于LDL（ApoB100），还含有另一分子特异性载脂蛋白即Apo（a）。

（2）目前认为Lp（a）直接由肝脏产生，不能转化为其他种类脂蛋白，是一类独立的脂蛋白。

（3）Lp（a）可增加动脉粥样硬化和动脉血栓形成的危险性。

可催化CM和VLDL中的甘油三酯水解，使这些大颗粒脂蛋白逐渐变为相对分子质量较小的残骸颗粒的脂酶是LPL；由肝脏合成并分泌入血液循环，吸附在HDL分子上，与ApoA I 和胆固醇酯转运蛋白一起组成复合物，存在于循环血液中的脂酶是LCAT。

内源性代谢途径是指由肝脏合成VLDL，后者转变为IDL和LDL，LDL被肝脏或其他器官代谢的过程。

3.3.7 脂蛋白的主要特性

脂蛋白的主要特性见表3-1。

表3-1 脂蛋白的主要特性

脂蛋白	来源	功能
CM	食物	运送外源性甘油三酯到外周组织
VLDL	肝脏	运送内源性甘油三酯到外周组织
LDL	VLDL分解	运送内源性胆固醇到外周组织
HDL	肝脏、肠道	逆向转运胆固醇

3.3.8 血脂数值

我国血脂合适水平和异常分层标准见表3-2。

表3-2　我国血脂合适水平和异常分层标准　　　　单位：mmol/L(mg/dL)

分层	TC	LDLC	HDLC	TG
理想水平	—	< 2.6（100）	—	—
合适水平	< 5.2（200）	< 340（130）	—	< 1.7（150）
边缘水平	≥ 5.2（200） 且 < 6.2（240）	≥ 3.4（130） 且 < 4.1（160）	—	≥ 1.7（150） 且 < 2.3（200）
升高	≥ 6.2（240）	≥ 4.1（160）	—	≥ 2.3（200）
降低	—	—	< 1.0（40）	—

3.3.9　高脂血症分型

WHO 建议将高脂蛋白血症分为 6 型（Ⅰ、Ⅱa、Ⅱb、Ⅲ、Ⅳ和Ⅴ型），见表 3-3。此法分型缺点是过于复杂。

表3-3　高脂血症分型

分型	增加的脂蛋白	血清脂质浓度	血清载脂蛋白	血清外观	电泳	原因
Ⅰ	CM	TC：无变化或↑ TG：↑↑↑	B48 ↑ A ↑ C ↑	奶油样表层 下层透明	原点深染	LPL 活性降低，缺乏 ApoCⅡ
Ⅱa	LDL	TC：↑ TG：无变化	B100 ↑	透明或轻度 浑浊	深β带	LDL 受体缺陷或活性降低，LDL 异化障碍
Ⅱb	LDL，VLDL	TC：↑↑ TG：↑	B ↑ CⅡ↑ CⅢ↑	浑浊	深β带 深前β带	VLDL 合成旺盛，VLDL 到 LDL 转化亢进
Ⅲ	IDL	TC：↑↑ TG：↑↑	CⅡ↑ CⅢ↑ E ↑↑	浑浊	宽β带	ApoE 异常
Ⅳ	VLDL	TC：无变化或↑ TG：↑↑	CⅡ↑ CⅢ↑ E ↑	浑浊	深前β带	VLDL 合成亢进，VLDL 处理速率变慢
Ⅴ	CM VLDL	TC：↑ TG：↑↑	CⅡ↑↑ CⅢ↑↑ E ↑↑	奶油样表层 下层浑浊	原点及深前β带	LPL 缺失，VLDL、CM 处理速度变慢

目前临床上可将高脂血症简单分为四类：①高胆固醇血症；②混合型高脂血症；③高甘油三酯血症；④低高密度脂蛋白血症。

（李　晶）

3.4　血浆蛋白质检查

3.4.1　总蛋白（TP）

（1）血清总蛋白测定采用双缩脲比色法，是目前推荐的蛋白质定量方法。

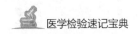

参考范围为 60 ～ 80g/L。双缩脲比色法的原理是蛋白质分子中的肽键在碱性条件下与二价铜离子作用生成紫红色的化合物。

（2）凯氏定氮法是确定蛋白质标准溶液浓度最经典的方法，可作为 TP 二级标准品的定值方法。

3.4.2　前白蛋白（PA）

（1）肝细胞合成。

（2）运输激素和维生素，如运输甲状腺激素和维生素 A。

（3）临床意义：营养不良、肝功能不全。

3.4.3　白蛋白（Alb）

白蛋白是由肝实质细胞合成，血浆中含量最多的蛋白质，占总蛋白 57% ～ 68%，可维持血浆胶体渗透压。

Alb 可作为肝脏合成功能指标，也是血浆中的主要载体。

白蛋白测定采用溴甲酚绿法，参考范围 35 ～ 50g/L。

3.4.4　球蛋白（Glb）

（1）由机体免疫器官合成（浆细胞恶性增殖）。

（2）肝损伤时 Alb↓，Glb↑。

白蛋白与球蛋白比值（A/G 比值）：正常 A/G 比值为（1.5 ～ 2.5）：1，临床上常用 A/G 比值来衡量肝脏疾病的严重程度，当 A/G 比值小于 1.5 时，称比值倒置，为慢性肝炎或肝硬化的特征之一。通过血清总蛋白测定值减去血清白蛋白测定值计算出来的。

3.4.5　α1-抗胰蛋白酶（AAT）

（1）抑制溶酶体释放蛋白水解酶。

（2）缺乏可引起肺气肿。

3.4.6　铜蓝蛋白（CP）

辅助诊断肝豆状核变性（Wilson 病），此病为常染色体隐性遗传。

3.4.7　血红素结合蛋白（Hp）

也称结合珠蛋白、触珠蛋白。结合血浆中游离的血红蛋白，防止由肾脏丢失，有效保留铁。

3.4.8　C-反应蛋白（CRP）

CRP 是一种能与肺炎链球菌 C 多糖体反应的急性时相反应蛋白。

3.4.9　转铁蛋白（TRF）

用于贫血的诊断和治疗监测。

3.4.10　β_2-微球蛋白（BMG）

广泛存在于所有的有核细胞表面，特别是淋巴细胞和肿瘤细胞。

3.4.11　急性时相反应蛋白

α1 酸性糖蛋白、结合珠蛋白、铜蓝蛋白、C3、C4、纤维蛋白原、C 反应蛋白等，在炎症、心肌梗死、创伤、感染、肿瘤等情况下显著上升，称为正向急性时相反应蛋白；而前白蛋白、白蛋白和转铁蛋白相应低下，称为负向急性时相反应蛋白。

3.4.12　血清蛋白电泳分析

等电点 pI：蛋白质分子正电荷和负电荷相等时溶液的 pH。p$I <$ pH 蛋白质带负电，p$I >$ pH 蛋白质带正电。

蛋白电泳缓冲液的 pH 为 8.6。醋酸纤维素薄膜电泳及聚丙烯酰胺凝胶电泳是目前临床生物化学检验中最常用的电泳技术，按泳动速度可将血清蛋白分为 5 条区带，从正极到负极依次为白蛋白（ALB）、α$_1$ 球蛋白、α$_2$ 球蛋白、β 球蛋白、γ 球蛋白，其中只有 Alb 为单一蛋白区带（图 3-2）。正常电泳图谱见图 3-3。

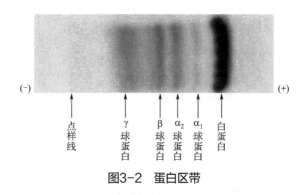

图3-2　蛋白区带

肝硬化：ALB降低，β球蛋白和γ球蛋白增高，可出现β带和γ带难以分离连接在一起的"β-γ桥"，见图3-4。此现象是由于肝脏纤维增生导致IgA增高所致。

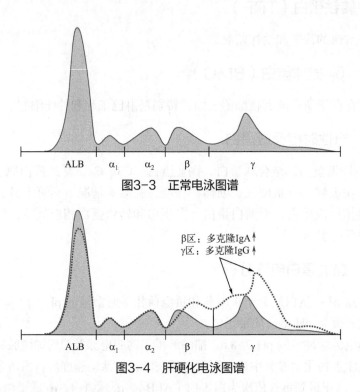

图3-3　正常电泳图谱

图3-4　肝硬化电泳图谱

α_1球蛋白增多：主要见于炎症患者，伴有α_2区带明显增多，还见于急性炎症疾病、组织损伤、病毒性肝炎、恶性肿瘤、妊娠、激素治疗等。肾病综合征时，肾小球基底膜通透性增加，尤其分子量最小的白蛋白等滤过最多，大量丢失到尿液中，α_1球蛋白增加，见图3-5。

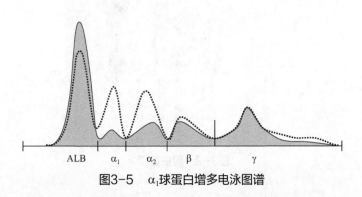

图3-5　α_1球蛋白增多电泳图谱

M蛋白血症：主要见于多发性骨髓瘤，患者有大量的单克隆蛋白质（主要是IgG或IgM），电泳时可在β带和γ带之间出现一条狭窄的区带称M区带，见图3-6。

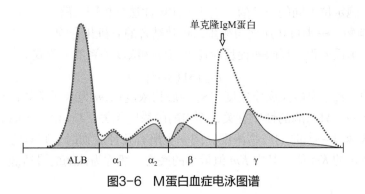

单克隆IgM蛋白

图3-6　M蛋白血症电泳图谱

（李兴东）

3.5　血清酶

（1）血清酶分类：分为血浆特异酶和非血浆特异酶，见图3-7。

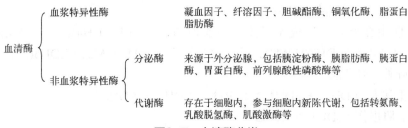

血浆特异性酶　　凝血因子、纤溶因子、胆碱酯酶、铜氧化酶、脂蛋白脂肪酶

分泌酶　　来源于外分泌腺，包括胰淀粉酶、胰脂肪酶、胰蛋白酶、胃蛋白酶、前列腺酸性磷酸酶等

代谢酶　　存在于细胞内，参与细胞内新陈代谢，包括转氨酶、乳酸脱氢酶、肌酸激酶等

图3-7　血清酶分类

（2）酶活力的测定方法

①定时法：用终点的吸光度大小来测定物质含量。

②连续监测法：又叫动力学法或速率法；单位时间内吸光度的变化率。

酶活力的国际单位为U，含义：在实验规定的条件下（温度、最适pH、最适底物浓度时），1min内催化1μmol底物发生反应所需的酶量作为1个酶活力国际单位（U）。酶浓度单位是U/L。SI制单位：katal（1U=16.67nkatal）。

（3）不同酶的含义

① 工具酶是指作为试剂用于测定化合物浓度或酶活力的酶，NADH 和 NADPH 在 340nm 有特征性吸收。NADH 的消光系数为 6.22。

② 同工酶是指具有相同的催化功能，但是其分子组成、理化性质及器官分布和细胞定位不同的一类酶。临床常用电泳法分析同工酶。

③ 辅酶：一类可快速地与酶蛋白松弛结合的有机化合物。

（4）米氏方程是反映酶促反应速度与底物浓度关系的方程式。

$$V=V_{max}[S]/(Km+[S])$$

式中，V_{max} 为最大反应速度；[S] 为底物浓度；Km 为米氏常数，是酶的特征常数之一，只与酶的性质有关，而与酶的浓度无关，Km 值等于酶促反应速度为最大速度一半时的底物浓度。同一个酶有几种底物时，则对每一种底物各有一特定的 Km 值，其中 Km 值最小的底物一般称为该酶的最适底物或天然底物。

竞争性抑制类型：Km 值增加，V_{max} 不变。

反竞争性抑制类型：Km、V_{max} 都变小。

非竞争性抑制类型：Km 值不变，V_{max} 降低。

混合性抑制类型：Km 值增大或缩小，V_{max} 降低。

（5）肌酸激酶（CK）是由 M 和 B 两种亚单位组成的二聚体，正常人体中 CK 共有三种同工酶，即 CK-BB、CK-MB、CK-MM。人体器官和组织中，骨骼肌及心肌中 CK-MM 占优势；CK-MB 主要分布于心肌中，但心肌中含量最多的是 CK-MM。

（6）乳酸脱氢酶（LDH）

① 由 2 个亚基形成 4 聚体组成 5 种同工酶：LDH1(H4)，主要在心肌；LDH2(H3M1)；LDH3(H2M2)，主要在肺部；LDH4(H1M3)；LDH5(M4)，主要在肝脏、骨骼肌。

正常人：LDH2 ＞ LDH1 ＞ LDH3 ＞ LDH4 ＞ LDH5。

心肌损伤：LDH1 ＞ LDH2。

肝实质病变、骨骼肌疾病：LDH5 ＞ LDH4。

肺部疾病：LDH3 升高。

② LDH、碱性磷酸酶（ALP）在冻融时可被破坏，LDH 在低温反不如室温稳定的现象为"冷变性"。

③ α- 酮丁酸是 LDH1 和 LDH2 的共同底物，其活性为两种同工酶活性之和。

（7）血清 ALP 活力测定常作为肝胆疾病和骨骼肌疾病的临床辅助诊断。酸性磷酸酶（ACP）用于前列腺癌的辅助诊断及疗效观察。酗酒会引起谷氨酰转肽酶（GGT）明显升高。人体各器官中 GGT 以肾脏最高。

（8）淀粉酶主要由唾液腺和胰腺分泌，特别是急性胰腺炎时，血和尿中的血清淀粉酶（AMY）显著增高。尿 AMY 于发病后 12～24h 开始升高，下降也比血清晚，因此，在急性胰腺炎后期测定尿 AMY。

（9）AST 测定试剂中需加 LDH，用于消除内源性旁路反应丙酮酸的干扰。

（10）重症肝炎或亚急性重型肝坏死时，一度上升的 ALT 在症状恶化的同时，酶活性反而降低，而胆红素进行性升高，出现"酶胆分离"，常是肝坏死征兆。

（李兴东）

3.6　体液平衡紊乱及其检查

3.6.1　体液平衡概述

（1）Na^+、Cl^- 是细胞外液主要的阴、阳离子，主要从肾排出。肾排钠的特点是"多吃多排，少吃少排，不吃不排"。血浆 Na^+ 浓度正常值为 135～145mmol/L，Cl^- 浓度正常值为 96～108mmol/L。血浆钠浓度＜130mmol/L 称为低钠血症；血浆钠浓度＞150mmol/L 称为高钠血症。血浆钠浓度是血浆渗透浓度（Posm）的主要决定因素。

（2）K^+ 是细胞内液的主要阳离子之一，主要从肾排出。肾对钾的排出特点是"多吃多排，少吃少排，不吃也排"。血清钾低于 3.5mmol/L 称为低钾血症；血清钾高于 5.5mmol/L 称为高钾血症。钾离子测定结果明显受溶血的干扰，因为红细胞中钾比血浆钾高二十几倍，故样品严格防止溶血。血浆钾比血清低 0.1～0.7mmol/L（这种差别是由于凝血过程中血小板破裂释放钾）。

（3）水代谢平衡的调节：调节中枢在下丘脑。

（4）阴离子间隙（AG）是指细胞外液中所测的阳离子总数和阴离子总数之差，阴离子间隙 $AG=Na^+-(Cl^-+HCO_3^-)$，AG 升高多见于代谢性酸中毒。

3.6.2　脱水

（1）高渗性脱水：$Na^+＞150mmol/L$，以水丧失为主，电解质丢失较少，多见于饮水不足。

（2）等渗性脱水：Na^+ 为 130 ～ 150mmol/L，细胞外液丢失（大面积烧伤、呕吐、腹泻），细胞内液基本正常。

（3）低渗性脱水：$Na^+ <$ 130mmol/L，电解质丢失为主，细胞内液增多，细胞外液减少。

3.6.3 酸碱平衡

3.6.3.1 酸碱平衡紊乱

（1）血浆的 HCO_3^-/H_2CO_3 比值＜ 20/1，pH ＜ 7.35 称为酸中毒。

（2）血浆的 HCO_3^-/H_2CO_3 比值＞ 20/1，pH ＞ 7.45 称为碱中毒。

3.6.3.2 酸碱平衡紊乱类型

AB 为 HCO_3^- 真实值，正常值为 22 ～ 27mmol/L；SB 为 HCO_3^- 标准值，正常值为 22 ～ 27mmol/L。

（1）AB=SB ＜正常：单纯性代谢性酸中毒未代偿。

（2）AB=SB ＞正常：单纯性代谢性碱中毒未代偿。

（3）AB ＞ SB：呼吸性酸中毒或代谢性碱中毒。

（4）AB ＜ SB：呼吸性碱中毒或代谢性酸中毒。

缓冲总碱（BB）：正常值 45 ～ 54mmol/L（全血）。

碱剩余（BE）：参考值 ±3mmol/L。

（1）BE ＞ 3mmol/L：代谢性碱中毒。

（2）BE ＜ –3mmol/L：代谢性酸中毒

酸碱中毒类型及特点见图 3-8。

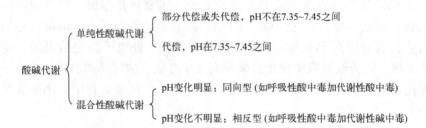

图3-8 酸碱中毒类型及特点

3.6.3.3 动脉血二氧化碳分压（$PaCO_2$）

正常人动脉血二氧化碳分压参考范围是 35 ～ 45mmHg。

3.6.3.4　动脉血氧分压（PaO₂）

正常人动脉血氧分压参考范围是 95 ～ 100mmHg。

（张　娜）

3.7　钙、磷、镁代谢与微量元素

3.7.1　钙、镁和磷酸盐

（1）概述：钙盐和磷酸盐是人体含量最高的无机盐，约99%的钙和86%以上的磷存在于骨骼和牙齿中。

血液中的钙有 43% ～ 47% 与蛋白质结合，主要与白蛋白结合。血清钙异常引起症状时，多由于钙离子的变化所致。在骨骼肌兴奋，收缩中起关键作用的离子是钙离子。

钙在十二指肠吸收，人体内调节血钙和钙离子水平的主要器官是肠、骨和肾；磷的主要排泄器官为肾脏。肠管的 pH 可明显影响钙的吸收，食物中草酸可以和钙形成不溶性盐，影响吸收。

（2）正常成人参考区间

① 血清总钙（Ca）：2.11 ～ 2.52mmol/L。

② 血清无机磷（IP）：0.85 ～ 1.51mmol/L。

③ 钙磷乘积 = 钙（mg/dL）× 磷（mg/dL）或钙（mmol/L）× 磷（mmol/L）× 12.4

血钙和血磷的单位是摩尔浓度 (mmol/L)，乘积单位是毫克 / 分升 (mg/dL)，钙磷乘积用的单位是毫克 / 分升，因此需要将摩尔浓度换算成毫克。二者的关系如下：

钙：1mg/dL=0.25mmol/L，即 1mmol/L=4mg/dL

磷：1mg/dL=0.3229mmol/L，即 1mmol/L=3.1mg/dL

需要注意的是：在计算钙磷乘积时，血钙最好使用校正钙，以免产生不必要的误差和误判。

校正钙公式：校正钙 [修正值（mmol/L）] = 总血钙 [测量值（mmol/L）] + 0.02 ×[40– 血中白蛋白浓度（g/L）]。

④ 血清镁 (Mg)：0.75 ～ 1.02mmol/L。

（3）离子钙的测定宜用离子选择电极法，血浆总钙推荐邻甲酚肽络合酮法。血清无机磷推荐还原钼蓝法，目前临床多采用磷钼酸还原法。血清镁测

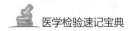

定推荐甲基麝香草酚蓝（MTB）比色法。

3.7.2 微量元素

微量元素在体内含量极低，不及体重的 0.01%。必需微量元素有铁、锌、铜、锰、铬、钼、钴、硒、镍、钒、锡、氟、碘、硅等。

（1）铁是体内含量最丰富的微量元素，体内铁的主要储存形式是铁蛋白，机体缺铁时首先减少的也是血清铁蛋白。血清铁正常值：10.6 ～ 36.7μmol/L（男）；7.8 ～ 32.2μmol/L（女）。

（2）铜蓝蛋白是运输铜的主要载体；先天性铜代谢异常时，引起肝豆状核变性（Wilson 病）。

（3）钴是维生素 B_{12} 重要的辅助因子，也是重要的营养素。

（4）牙齿和骨骼的必需成分是氟，缺少氟易致龋齿。

（5）血硒降低与克山病、骨关节病相关。

（6）缺碘可发生地方性甲状腺肿及呆小病。

（张　娜）

3.8　治疗药物浓度监测

药物吸收是指药物从给药部位进入循环系统的过程；药物分布的速度取决于该组织的血流量和膜通透性；药物转化是机体对药物进行的化学转化和代谢。生物转化提高药物极性和水溶性，使大多数药物失去药理活性，有利于药物排出体外。

在药物动力学中，药物的消除是指药物的生物转化和排泄，药物经生物转化后，总的结果是药物的极性升高，有利于排泄。

生物转化主要在肝脏。生物转化第一相反应为氧化、还原或水解，第二相反应为结合。生物转化过程最重要的方式是使物质极性增加，利于排泄。正常人体生物转化过程最重要的作用是使非极性化合物变为极性化合物，利于排出体外。

吸收速度常数（Ka）：表示药物在使用部位吸收入体循环的速度。

吸收分数（F）：表示药物进入体循环的量与所用剂量的比值。

消除速度常数（K）：表示药物在体内代谢、排泄的速度。

生物半衰期（$t_{0.5}$）：是药物在体内消除一半所需要的时间。

临床上需测定药物浓度进行监测的免疫抑制剂主要有环孢素 A 等。临床上需测定药物浓度进行监测的抗哮喘药物主要有茶碱。

一般怀疑中毒时，要在用药后峰值时取样。

（张　娜）

3.9　心肌损伤标志物

（1）肌酸激酶（CK）催化体内 ATP 与肌酸之间高能磷酸键转换生成磷酸、肌酸和 ADP 的可逆反应，为肌肉收缩和运输系统提供能量来源。CK 测定有助于判断溶栓治疗后是否出现再灌注。

（2）肌红蛋白（Mb）分子量小，且位于细胞质，可以很快从破损的细胞中释放出来，是最早的指标。2 ～ 3h（0.5h 开始升高）迅速上升，6 ～ 9h 达高峰，12h 内几乎所有的急性心肌梗死（AMI）患者 Mb 都有升高。但 Mb 半衰期短，诊断窗口窄。Mb 是溶栓治疗中判断有无再灌注的较敏感而准确的指标。

（3）心肌肌钙蛋白（cTn）由三种不同基因的亚基组成：心肌肌钙蛋白 T、心肌肌钙蛋白 I 和肌钙蛋白 C。cTn 被认为是目前用于急性冠脉综合征（ACS）诊断最特异的生化标志物，是早期诊断 AMI 的首选标志物。

（4）B 型钠尿肽（BNP）是反映心力衰竭的指标，在体外 25℃保存 1h 会降解 10% ～ 20%，稳定性差。

（张　娜）

3.10　肝胆疾病的实验室检查

（1）肝脏可合成多种蛋白质、酶和酮体。合成最多的蛋白质是白蛋白。血清前白蛋白是肝功能损害的敏感指标。肝功能异常时，白蛋白合成减少，A/G 比值下降。肝脏可以合成胆碱酯酶、卵磷脂胆固醇脂酰转移酶等。肝脏可以合成酮体，不能利用酮体。

肝脏也可以储存多种维生素（维生素 A、维生素 C、维生素 D、维生素 E、维生素 K 及维生素 B_{12} 等），使维生素 D_3 在 25 位羟化。

肝脏是生物转化功能最强的器官，使非极性化合物转化为极性化合物。

肝脏是许多蛋白质及多肽激素和氨基酸衍生的激素分解代谢的主要场所。

（2）胆汁酸在肝细胞内由胆固醇转化生成，在肝细胞内合成的胆汁酸叫初级胆汁酸，其主要成分有胆酸、鹅脱氧胆酸。初级胆汁酸在肠道内经肠内细菌分解作用形成次级胆汁酸，主要成分有脱氧胆酸、少量石胆酸及微量熊脱氧胆酸。总胆汁酸在脂肪的吸收、转运、分泌和调节胆固醇代谢方面起重要作用。胆结石和鹅脱氧胆酸有关。

胆汁酸的肝肠循环：约95%的胆汁酸在回肠末端被重吸收，经门静脉入肝，在肝细胞内被重新合成为次级结合型胆汁酸、少量石胆酸及微量的熊脱氧胆酸。

（3）在血循环中胆红素主要以胆红素-白蛋白复合物的形式存在和运输。肝细胞对胆红素的转化在滑面内质网上进行。血清总胆红素测定的正常参考值为成人 3.4 ～ 17.1μmol/L。胆红素超过 34.2μmol/L 时，可出现巩膜、黏膜及皮肤黄染，称为黄疸。血清重胆红素浓度高于 17.1μmol/L，但不超过 34.2μmol/L 时，肉眼未见黄染，称为隐性黄疸。

溶血性黄疸、肝细胞性黄疸、梗阻性黄疸血清胆红素情况见表3-4。

表3-4　溶血性黄疸、肝细胞性黄疸、梗阻性黄疸血清胆红素情况

类型	血液		尿液		大便颜色
	未结合胆红素	结合胆红素	胆红素	胆素原	
正常	有	微量	阴性	阳性	棕黄色
溶血性黄疸	显著增加	正常或微增	阴性	增加	加深
肝细胞性黄疸	增加	增加	阳性	不定	不定
梗阻性黄疸	不变或微增	显著增加	强阳性	减少或消失	白陶土色

（4）天冬氨酸氨基转移酶（AST）广泛存在于多种组织器官中，如心脏、肝脏、骨骼肌和肾脏等。AST 同工酶有 c-AST 和线粒体 m-AST，肝细胞中 AST 大部分（70%）存在于线粒体中。m-AST 的意义：m-AST 可协助判断肝实质损害的严重程度。

（5）谷丙转氨酶（ALT）含量最多的器官为肝脏，也是急性病毒性肝炎最敏感的指标。ALT 存在于细胞胞质中，AST 存在于线粒体中。

急性病毒性肝炎时，早期 ALT 升高，出现黄疸后 ALT 急剧升高，可达正常人的 10 倍以上，至黄疸期，ALT 迅速下降。AST/ALT ＜ 1 时，提示急性炎症早期。

（6）碱性磷酸酶（ALP）：ALP 与骨骼相关。ALP_2 来自肝脏；ALP_3 来自骨骼；ALP_4 来自妊娠期胎盘。青少年 ALP 高于成人。原发或继发肝癌时，ALP 明显升高，肿瘤组织压迫附近胆小管，使之阻塞，肿瘤组织或炎症可刺激周围肝细胞过多产生 ALP。胆道梗阻时，ALP 与 γ-GT（GGT）升高。

（7）谷氨酰转移酶（GGT）在肾脏中含量最高，但在血清中的GGT主要来自肝脏。在肝内由肝细胞线粒体产生，与酗酒相关，也是肝胆疾病检出阳性率最高的酶。

（8）胆碱酯酶（ChE）在各种肝病发生时活性下降。

（9）肝细胞分泌胶原中，Ⅳ型胶原与肝纤维化及肝脏炎症坏死有关，是纤维形成的活动指标。

（10）肝性脑病时，血氨升高是诊断肝性脑病的重要指标。

总结：肝实质细胞损伤状况指标，ALT、AST、LD（LD5）；肝合成功能指标，ChE、白蛋白；肿瘤指标，GGT、ALP；胆道梗阻指标，ALP、GGT（405nm处吸光度增高）。

（董莉芹）

3.11 肾功能及早期肾损伤的检查

3.11.1 肾功能概述

肾脏是人体重要的排泄器官，肾单位是肾的基本功能单位。

肾小球滤过作用是指形成原尿的过程。原尿除了无血细胞及含极少蛋白质外，其他物质如葡萄糖、氯化物、无机磷酸盐、尿素、肌酐和尿酸等的浓度和渗透压及酸碱度几乎与血浆相同。成年人每天生成的原尿约180L。肾小球的滤过膜分为3层，即内皮细胞、基底膜、上皮细胞。滤过膜具有分子大小的筛网选择性屏障和电荷选择性屏障作用。

正常情况下，肾小球滤过膜只允许分子量小于1.5万的小分子物质自由通过；分子量1.5万～7万的物质可部分通过；而分子量大于7万的物质（如球蛋白、纤维蛋白原等）几乎不能通过。

肾小管分为三段：近曲小管、髓袢、远曲小管。

近曲小管是重吸收最重要的部位。在近曲小管，滤过液中的葡萄糖、小分子蛋白质、大部分水等重吸收，而肌酐则几乎不被重吸收而随尿排出体外。

髓袢具有逆流倍增的作用，在尿液的浓缩和稀释中起重要功能。

远曲小管和集合管参与机体的酸碱调节，但要注意，远曲小管不包含在肾单位中。肾小管分泌作用包括肾小管和集合管的泌H^+、NH_4^+的作用及Na^+-H^+交换作用。尿液中的K^+主要由远曲小管和集合管分泌。

3.11.2　常见肾脏疾病的生化代谢变化

（1）急性肾小球肾炎：大多数为急性链球菌感染后超敏反应性疾病。临床表现为急性起病，以血尿、蛋白尿、水肿、高血压、肾小球滤过率降低为特点的肾小球疾病。

（2）肾病综合征：大量蛋白尿（＞3.5g/d）；低蛋白血症（血清蛋白＜30g/L）；高脂血症；水肿。

（3）急性肾衰竭：高血钾、代谢性酸中毒及急性尿毒症（指进行性血尿素氮和肌酐增高）其肾衰竭为可逆性。临床过程常分为：①少尿期；②多尿期；③恢复期。

（4）慢性肾衰竭：按照肾小球滤过率（GFR）的值，肾功能减退可分为以下四个阶段。

GFR 为单位时间内肾排出某物质的总量，是衡量肾功能的重要标志。正常成人为 125mL/（min·1.73m^2）左右。

① 肾功能不全代偿期（肾贮存能力丧失期）：GFR50 ～ 80mL/（min·1.73m^2）。

② 肾功能不全失代偿期：GFR20 ～ 50mL/（min·1.73m^2），肾浓缩功能轻度损害。

③ 肾衰竭期（尿毒症期）：GFR ＜ 25mL/（min·1.73m^2），出现代谢性酸中毒、水钠潴留、低钙血症和高磷血症，不出现高钾血症。

④ 尿毒症终末期（肾衰竭终末期）：GFR ≤ 10mL/（min·1.73m^2），出现明显的代谢性酸中毒、低钠高钾血症、血钙明显降低、血磷升高。

（董莉芹）

3.12　胰腺疾病的检查

胰腺是一个具有内分泌和外分泌双重功能的器官。胰腺的外分泌物总称为胰液，是无色、无臭的碱性液体，pH 为 7.4 ～ 8.4。

胰腺分泌的消化酶有淀粉酶、脂肪酶和蛋白酶。胰淀粉酶由胰腺以活性状态排入消化道，是最重要的水解碳水化合物的酶。

（1）血清淀粉酶升高最多见于急性胰腺炎，是急性胰腺炎的诊断指标之一。2 ～ 12h 开始升高，12 ～ 24h 达到峰值。

（2）尿 AMY 于发病后 12 ～ 24h 开始升高，下降比血清 AMY 慢，因此，在急性胰腺炎后期测定尿 AMY 更有价值。【血中达到峰值时，尿淀粉酶升高】

（3）正常人血清中 AMY 主要由肝脏产生，故血清与尿中 AMY 同时减低主要见于肝炎。

（4）胰淀粉酶是唯一能在正常时出现在尿中的血浆酶。

（5）血清淀粉酶可来自胰腺和唾液腺，P- 同工酶与胰腺疾患有关，S- 同工酶与唾液腺或其他组织有关。

（6）许多阴离子有激活淀粉酶的作用，其中以 Cl^-、Br^- 最强；甘油三酯、钙离子可抑制淀粉酶作用。

（7）巨淀粉酶血症时，血淀粉酶升高，尿淀粉酶正常或下降。【巨淀粉酶不能通过肾小球滤过】

（8）血清脂肪酶活性测定可用于胰腺疾病诊断，特别是在急性胰腺炎时，发病后 4～8h 内血清脂肪酶活性升高，24h 达峰值，一般持续8～14 天。

（9）急性胰腺炎时，血清胰蛋白酶和淀粉酶平行升高，其峰值达参考值上限的 2～400 倍，两种胰蛋白酶的分布和急性胰腺炎的类型及严重程度有关。胰蛋白酶原被激活后生成胰蛋白酶，激活剂为肠肽酶、Ca^{2+}、Mg^{2+}、组织液等。

（10）对氨基苯甲酸试验实际是一个简单易行的胰腺外分泌功能试验，利用胰糜蛋白酶分解所给药物的能力来判断胰腺外分泌功能。

（11）胰糜蛋白酶降低主要见于胰腺功能缺损。

（董莉芹）

3.13　内分泌疾病的检查

3.13.1　下丘脑分泌激素

下丘脑分泌激素见表 3-5。

表3-5　下丘脑分泌激素

激素名称	调节的腺垂体激素
促甲状腺激素释放激素（TRH）	促甲状腺激素（TSH）（主要），生长激素（GH），催乳素（PRL），卵泡刺激素（FSH）
促性腺激素释放激素（GnGH）	黄体生成素（LH），卵泡刺激素（FSH）
促肾上腺皮质激素释放激素（CRH）	促肾上腺皮质激素（ACTH）
生长激素释放激素（GHRH）	生长激素（GH）

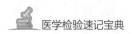

激素名称	调节的腺垂体激素
生长激素抑制激素（GHIH）	生长激素（GH）（主要），促甲状腺激素（TSH），促肾上腺皮质激素（ACTH），催乳素（PRL）
催乳素释放激素（PRH）	催乳素（PRL）
催乳素释放抑制激素（PRIH）	催乳素（PRL）
黑色细胞刺激素释放激素（MRH）	黑色细胞刺激素（MSH）
黑色细胞刺激素抑制激素（MIH）	黑色细胞刺激素（MSH）

3.13.2　甲状腺激素

血液中大于99%的T3、T4和血浆蛋白结合，其中主要和甲状腺素结合球蛋白（TBG）结合。血液中游离T3、T4水平的波动，负反馈地引起下丘脑释放促甲状腺激素释放激素（TRH）和垂体释放促甲状腺激素（TSH）的增加或减少。TSH刺激甲状腺滤泡增生和甲状腺球蛋白合成。

判定甲状腺功能最基本的筛选试验是血清总甲状腺素（TT4）测定；血清总三碘甲状腺原氨酸（TT3）是早期Graves病疗效观察及停药后复发的敏感指标；血TSH是反映下丘脑-垂体-甲状腺轴功能的敏感指标。

三碘甲状腺原氨酸（FT3）、游离甲状腺素（FT4）不受甲状腺激素结合球蛋白（TBG）影响，直接反映甲状腺功能状态，其敏感性和特异性明显高于TT3和TT4。

原发性甲状腺功能减退的最早表现为TSH升高。

抗促甲状腺素受体抗体（TRAb）：Graves病时阳性率可达95%。

甲状腺自身抗体试验（TSAb）：治疗后停药的重要指标。

3.13.3　糖皮质激素

糖皮质激素的主要生理功能可表现为调节糖、脂肪、蛋白质三大代谢，促进糖原异生，增加肝糖原和肌糖原含量；促进蛋白质分解，抑制蛋白质合成。

3.13.3.1　肾上腺皮质激素

肾上腺皮质由外向内可分为3带：球状带、束状带和网状带。球状带分泌盐皮质激素，主要为醛固酮。束状带分泌糖皮质激素，主要是皮质醇及少量的皮质酮。网状带分泌雄激素和少量雌激素。

合成皮质激素的原料：胆固醇（统称类固醇激素）。

降解部位：肝脏。

代谢产物主要有17-羟皮质类固醇（17-OHCS）及17-酮类固醇（17-KS），

由尿中排除。

24h 尿 17-OHCS：可反映血中皮质醇的含量。血皮质醇及 24h 尿游离皮质醇测定是检查肾上腺皮质功能紊乱的首选项目。

血浆促肾上腺皮质激素（ACTH）呈脉冲式分泌，上午 8 ～ 10 时最高，夜间则为上午的 1/2。

3.13.3.2 肾上腺髓质激素

肾上腺髓质激素由嗜铬细胞合成，包括肾上腺素（E）、去甲肾上腺素（NE）、多巴胺（DA），统称儿茶酚胺。

尿香草扁桃酸（VMA）是儿茶酚胺的代谢终产物，升高见于嗜铬细胞瘤。嗜铬细胞瘤最好发的部位是肾上腺髓质。

3.13.3.3 性激素

性激素包括雄性激素、雌激素、孕激素三类。

雄激素可以促进肾合成红细胞，刺激骨髓造血。睾酮是男性体内有临床意义的雄激素。睾酮的活性形式为 5α- 异雄酮。

常用血清性激素中，雌二醇（E2）是生物活性最强的天然雌激素，可作为女性性早熟诊断指标之一。孕妇血中雌激素升高，可促进肝加速合成转运蛋白、降低胆固醇，促进 HDL 合成。

黄体生成素（LH）：用于预测排卵和排卵异常。

卵泡刺激素（FSH）：和 LH 一样，FSH 滴度升高预示卵泡即将破裂。

3.13.3.4 生长激素

缺少：侏儒症，身材矮小，但智力正常。

过多：巨人症（幼年）；肢端肥大症（成年）。

（董莉芹）

3.14 临床化学常用分析技术

3.14.1 朗伯-比尔定律：可见−紫外分光光度法的理论基础

只适用于单色光、均匀、非散射、低浓度溶液。

符合朗伯 - 比尔定律的有色溶液稀释时，其最大吸收峰的波长位置改变是不移动的，但峰高值降低。

$$A=Kbc$$

式中，K 为吸光系数；b 为光径，cm；c 为溶液浓度，g/L。

郎伯 - 比尔定律的应用：

$$K=V/EvL$$

式中，E 为常数；V 为反应体积，包括样本和试剂体积；v 为样本体积；L 为溶液层的厚度。

3.14.2　电泳技术

聚丙烯酰胺凝胶电泳（PAGE）：用于分离蛋白质及较小分子核酸。

琼脂糖凝胶电泳：分离同工酶及其亚型、大分子核酸。

等电聚焦电泳：利用 pH 梯度介质分离等电点不同的蛋白质的电泳技术，适合分离分子量相近而等电点不同的蛋白质组分。在区带电泳中分辨率最好。

3.14.3　离心技术

等密度区带离心法：密度差异较大。

速率区带离心法：密度差异较小。

获得某种纯蛋白质：亲和色谱。

3.14.4　自动分析仪的类型与工作原理

分为管道式分析仪、分立式分析仪、离心式分析仪和干化学式分析仪。其中，分立式分析仪最常用。离心式分析仪在整个分析过程中每一个步骤几乎都是同时完成，又称为同步分析。干化学式分析仪一般用于急诊检验，将发生在液相中的反应，转移到一个固相载体上。

（董莉芹）

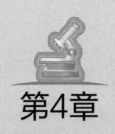

第4章

临床免疫学检验

4.1 免疫学概述

4.1.1 免疫的三大基本功能

免疫的三大基本功能见图 4-1。

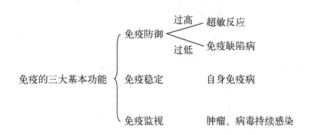

图4-1 免疫的三大基本功能

4.1.2 免疫应答

免疫应答是一个复杂的连续过程，分为识别阶段、活化阶段、效应阶段。T 细胞活化后变成效应 T 细胞，介导细胞免疫应答；B 细胞活化后变成浆细胞，介导体液免疫应答。

4.1.3 免疫系统的组成

免疫系统的组成见图 4-2。

图4-2 免疫系统的组成

免疫系统
- 免疫器官
  - 中枢免疫器官　　　骨髓和胸腺
  - 外周免疫器官及组织　淋巴结、脾、黏膜伴随的淋巴组织
- 免疫细胞
  - 淋巴细胞　　　　　T细胞、B细胞和NK细胞
  - 免疫辅助细胞　　　单核-吞噬细胞系统、树突状细胞
- 免疫分子　免疫球蛋白、补体、细胞因子、细胞黏附分子、人类白细胞分化抗原等

图4-2 免疫系统的组成

4.1.3.1 免疫细胞

中枢免疫器官是免疫细胞产生、分化和成熟的场所，包括骨髓和胸腺。

各种免疫细胞的发源地是骨髓。T细胞发育的重要中枢器官是胸腺。外周免疫器官及组织包括淋巴结、脾、黏膜伴随的淋巴组织。

免疫细胞包括淋巴细胞和免疫辅助细胞。淋巴细胞是免疫系统的主要细胞，包括T细胞、B细胞和NK细胞。淋巴细胞的功能、受体、表面标志见表4-1。淋巴细胞亚群见图4-3。免疫细胞的分离见表4-2。

表4-1 淋巴细胞的功能、受体、表面标志

细胞类型	功能	受体	表面标志
B细胞	通过识别膜免疫球蛋白来结合抗原，介导体液免疫	B细胞受体=BCR=SmIg 由膜免疫球蛋白（SmIg）表达于所有成熟B细胞表面，是B细胞最具特性的表面标志	成熟B细胞的mIg主要为mIgM、mIgD
T细胞	介导细胞免疫	T细胞受体=TCR 由膜分子TCR和CD3构成复合体	T细胞的共同表面标志是CD3（CD3的检测结果代表T细胞总数） T细胞和NK细胞的共同表面标志是CD2（E花环） 辅助T细胞的标志是CD4 杀伤T细胞的标志是CD8
NK细胞	非特异性免疫细胞，直接杀伤靶细胞，主要是肿瘤细胞和病毒感染的细胞		$CD3^-$、$CD56^+$、$CD16^+$

淋巴细胞亚群
- T淋巴细胞
  - 辅助性T细胞Th: $CD3^+$、$CD4^+$、$CD8^-$
    - Th1: 辅助细胞免疫及迟发型超敏反应
    - Th2: 辅助体液免疫及速发型超敏反应
  - 细胞毒性T细胞Tc: $CD3^+$、$CD4^-$、$CD8^+$ 特异性杀伤靶细胞
  - 调节性T细胞Treg: $CD4^+$、$CD25^+$
  - 抑制性T细胞Ts: $CD4^-$、$CD8^+$、$CD28^-$
- B淋巴细胞　膜免疫球蛋白SmIg，又称为BCR，是B细胞最具特性的表面标志，成熟B细胞表达mIgM和mIgD；未成熟B细胞一般只表达mIgM
- NK细胞　一种能直接杀伤靶细胞的特殊的淋巴细胞，如$CD3^-$、$CD16^+$、$CD56^+$（无需抗原刺激，非特异性杀伤细胞）

图4-3 淋巴细胞亚群

表4-2　免疫细胞的分离

免疫细胞	分离法
外周血单个核细胞分离	Ficoll 分离液：分离出外周血中单个核细胞，单核细胞和淋巴细胞不能分开
淋巴细胞的分离	Percoll 分离液：单核细胞和淋巴细胞分开；黏附贴壁法；吸附柱过滤法；磁铁吸引法
T、B 细胞分离	① E 花环沉降法：分离 T 细胞，T 细胞有绵羊红细胞受体（CD2） ②E（Ea）花环试验：又称 EAC 玫瑰花环试验，分离 B 细胞，B 细胞表面有 IgG Fc 受体 ③ 尼龙毛柱分离法
T 细胞亚群的分离	根据细胞不同的表面标志 磁性微球分离法；荧光激活细胞分离仪分离法

保存细胞：短期保存，培养液稀释重悬后置于4℃保存；长期保存，液氮（-196℃）；保护剂，二甲基亚砜。

活力测定：台盼蓝染色。

艾滋病主要通过 gp120 攻击 CD4$^+$T 细胞，导致 CD4$^+$T 细胞减少，CD4$^+$/CD8$^+$ 比值降低。

4.1.3.2　免疫分子

（1）CD 分子

① 全部 T 细胞和 NK 细胞：CD2；B 细胞：CD19；T 细胞：CD3。

② 单核细胞：CD14。

③ 髓系：抗髓过氧化物酶（MPO）。

④ 造血干细胞：CD34。

⑤ 造血祖细胞：CD38。

⑥ 巨核细胞 CD41a（GP Ⅱ b/Ⅲ a）、CD41b（GP Ⅱ b）和 CD61（GP Ⅲ a）以及血小板过氧化物酶（PPO）等。

⑦ NK 细胞的表面标志为 CD56、CD16。

（2）免疫球蛋白（Ig）：可分为分泌型（sIg）及膜型（mIg），前者主要存在于体液中，具有抗体的各种功能，后者作为抗原受体表达于 B 细胞表面，称为膜表面免疫球蛋白。

IgG 是血清中含量最高的免疫球蛋白，IgG 是再次免疫应答的主要抗体，IgG 是唯一能通过胎盘的抗体。

IgA 分血清型及分泌型，分泌型 IgA（sIgA）为二聚体，主要存在于胃肠道、支气管分泌液、初乳、唾液、泪液中，局部浓度高，是参与黏膜局部免疫的主要抗体。

IgM 为五聚体，主要存在于血液中，是免疫球蛋白中分子量最大的。个体发育最早合成的抗体。IgM 水平升高，说明近期感染。新生儿脐血中若

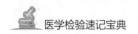

IgM 增高，提示有宫内感染。

IgE 为单体结构，正常人血清中 IgE 水平在五类免疫球蛋白中最低。IgE 为亲细胞抗体，介导 I 型超敏反应。特异性过敏反应和寄生虫早期感染患者血清中可升高。

（3）补体：是存在于正常人和动物血清与组织液中的一组经活化后具有酶活性的蛋白质，补体大多数为 β 球蛋白。实验室通常采用豚鼠的血清作为补体来源。

① 补体的理化性质：大多数补体为糖蛋白，性质不稳定，易受各种理化因素影响（如加热、机械震荡、酸碱、乙醇），加热 56℃、30min 可使绝大部分补体组分丧失活性。

② 补体命名：C1 ～ C9。其中 C1 由 C1q、C1r、C1s 三种亚单位组成，C3 含量最多（经典途径和替代途径交汇点），C2 含量最少。

③ 经典途径是以结合抗原后的 IgG 或 IgM 抗体为主要激活剂，补体 C1 ～ C9 共 11 种成分全部参与激活途径。

替代途径的激活物主要是细胞壁成分，如脂多糖、肽糖苷及酵母多糖等。

MBL 途径由急性炎症期产生的甘露糖结合凝集素与病原体结合后启动激活。

三种激活途径形成的 C5 转化酶均可裂解 C5，完成补体联级反应最后的酶促反应步骤。

（4）细胞因子：是由免疫细胞分泌的一大类具有生物活性的多肽或小分子蛋白质的总称。

（5）细胞黏附分子：是介导细胞间或细胞与细胞外基质间相互结合和黏附作用的小分子多肽或糖蛋白的总称。

（6）CD 抗原：单克隆抗体鉴定识别的白细胞分化抗原称 CD 抗原。检测 CD 抗原是实验室识别细胞及不同分化阶段细胞或细胞亚群最主要的方法。

（7）人类白细胞分化抗原（HLA）是指血细胞在分化成熟为不同谱系、分化的不同阶段及细胞活化过程中，出现或消失的细胞表面标记分子。

（冷　焱）

4.2　抗原抗体反应

4.2.1　抗原抗体概述

抗原与抗体能够特异性结合是基于抗原决定簇（表位）和抗体超变区分

子间的结构互补性与亲和性。

抗原决定簇 = 表位

完全抗原 = 反应原性 + 免疫原性

半抗原 = 反应原性

4.2.2　抗原抗体结合力

分为静电引力、范德瓦尔斯力（最弱）、氢键结合力、疏水作用力（最强）。

静电引力的大小和两个电荷之间的距离平方成反比。

氢键结合力是供氢体上氢原子与受氢体上氢原子间的引力。

抗原抗体结合的分子间作用力最强的是疏水作用力。抗原抗体结合形成复合物的原理主要是蛋白质由亲水胶体转变为疏水胶体。

4.2.3　亲和力

亲和力指抗体分子上一个抗原结合点与对应的抗原决定簇之间相适应而存在的引力，是抗原抗体间固有的结合力。亲和性用平衡常数 K 来表示，K 值越大，亲和性越强，与抗原结合越牢固。

4.2.4　抗原抗体反应特点

（1）特异性：抗原抗体结合特异性是指抗原表位与抗体超变区结合的特异性。

① 两者在化学结构和空间构型上呈互补关系。

② 多数天然抗原具有不止一种抗原决定簇，与其他物质可能有共同抗原，产生交叉反应。

（2）可逆性：抗原抗体结合后形成的复合物在一定条件下可发生解离，恢复抗原抗体的游离状态。

① 非共价键结合。

② 抗原抗体复合物的解离取决于抗体对相应抗原的亲和力及反应条件（如离子强度、pH 等）。

③ 免疫学技术中的亲和色谱法就是利用这个原理来纯化抗原或抗体。

（3）比例性：抗原抗体反应比例性见图 4-4。

① 只有当抗原抗体分子比例合适时沉淀物形成快而多，称为抗原抗体反应的等价。

② 若抗原或抗体极度过剩则无沉淀形成，称为带现象。抗体过量时，称为前带。抗原过量时，称为后带。

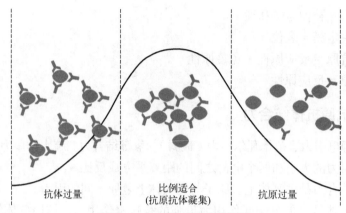

抗体过量　　　　　比例适合　　　　　抗原过量
(抗原抗体凝集)

图4-4　抗原抗体反应比例性

（4）阶段性。抗原抗体反应可分为两个阶段：第一阶段为抗原与抗体发生特异性结合的阶段，此阶段反应快，仅需几秒至几分钟，但不出现可见反应；第二阶段为可见反应阶段，此阶段反应慢，往往需要数分钟至数小时。

在血清学反应中，以上两个阶段往往不能严格分开，往往受反应条件（如温度、pH、电解质、抗原抗体比例等）的影响。

4.2.5　影响抗原抗体反应的因素

影响抗原抗体反应最重要的因素是电解质、pH和温度。常用0.85% NaCl溶液或各种缓冲液作为抗原及抗体的稀释液；抗原抗体反应一般适合pH为6～9，有补体参与的反应适合pH为7.2～7.4；常用的反应温度为37℃。

（冷　焱）

4.3　免疫原和抗血清的制备

4.3.1　免疫原

免疫原指能诱导机体产生抗体或致敏淋巴细胞，并能在体内外与抗体或致敏淋巴细胞发生特异性反应的物质。免疫原相当于抗原。

颗粒性抗原：各种细胞、细菌、寄生虫。颗粒性抗原大多用静脉内注射免疫法，较少加佐剂做皮内注射。

可溶性抗原：蛋白质、糖蛋白、脂蛋白、酶、补体、细菌毒素、免疫球蛋白片段、核酸等。

半抗原指某物质在独立存在时只具有抗原性而无免疫原性，这些物质称为半抗原。半抗原与蛋白质载体（以牛血白蛋白最常用）或高分子聚合物结合后才有免疫原性。

4.3.2 佐剂

（1）化合物：包括氢氧化铝、明矾、矿物油、吐温-80、弗氏不完全佐剂（羊毛脂与液状石蜡的混合物）以及人工合成的多聚肌苷酸（如胞苷酸、脂质体）等。

（2）生物制剂：卡介苗、细胞因子、热休克蛋白等。最常用的佐剂是弗氏佐剂。弗氏佐剂分为弗氏完全佐剂（弗氏不完全佐剂加卡介苗）和弗氏不完全佐剂两种。

4.3.3 抗血清

4.3.3.1 分类

（1）R型抗血清是用家兔及其他动物免疫产生的抗体，抗原抗体反应比例合适范围较宽，适于用作诊断试剂。

（2）H型抗血清是用马等大动物免疫获得的抗体，抗原抗体反应比例合适范围较窄，一般用作免疫治疗。

动物采血法有：颈动脉采血法（最常用）、心脏采血法、静脉采血法。

4.3.3.2 保存方法

冷冻保存是常用的抗体保存方法；真空干燥保存法，可保存 5 ～ 10 年。

（孙佳莹）

4.4 单克隆抗体与基因工程抗体制备

将单个B细胞分离出来加以增殖形成一个克隆群落，该B细胞克隆产生出针对单一表位、结构相同、功能均一的抗体，称为单克隆抗体。

（1）杂交瘤技术的原理是小鼠脾细胞与具有体外长期繁殖能力的小鼠骨髓瘤细胞融为一体，成为杂交瘤细胞。

① 细胞融合：PEG（聚乙二醇）。培养液：HAT培养液，是在基础细胞培养液内添加次黄嘌呤、甲氨蝶呤和胸腺嘧啶核苷。保护剂：二甲基亚砜。

② 保存细胞：液氮（-196℃）。

细胞放入液氮前，需要逐步降温。复苏细胞时，从液氮罐内取出冻存管，立即浸入37℃水浴。(【记忆】慢冻快溶。)

（2）基因工程抗体：应用DNA重组及蛋白工程技术对编码抗体基因按不同需要进行改造和装配，经导入适当的受体细胞后重新表达的抗体，称为基因工程抗体。

（3）小分子抗体包括抗原结合片段（Fv）、单链可变区片段（ScFv）和单区抗体（SdAb）。

（孙佳莹）

4.5 凝集反应

4.5.1 凝集反应概述

细菌、红细胞等颗粒抗原，或可溶性抗原（或抗体）与载体颗粒结合成致敏颗粒后，它们与相应抗体（或抗原）在适当电解质存在下，形成肉眼可见的凝集现象，称为凝集反应。

凝集反应分为两个阶段：①抗原抗体的特异性结合；②出现可见的颗粒凝聚。

4.5.2 分类

凝集反应分类见图4-5。

图4-5 凝集反应分类

凝集反应
0.85% NaCl

- 直接凝集反应颗粒抗原
  - 玻片凝集试验：ABO血型测定、菌种鉴定
  - 试管凝集试验：肥达试验、外斐试验、交叉配血

- 间接凝集反应
  ①可溶性抗原或抗体先吸附于颗粒载体表面
  ②正向即已知抗原检测未知抗体
  ③以载体分类，常用的为红细胞（间接血凝试验）、胶乳颗粒(胶乳凝集试验)及明胶颗粒（明胶凝集试验）等
  - 正向间接凝集反应：可溶性抗原致敏载体，用以检测标本中待测抗体。如PHA、正向间接血凝、红细胞包被抗原、检测抗体
  - 反向间接凝集反应：特异性抗体致敏载体，用以检测标本中待测抗原。如RPHA、反向间接血凝、红细胞包被抗体、检测抗原
  - 间接凝集抑制反应：先将可溶性抗原（或抗体）与相应的抗体（或抗原）混合，然后再加入抗原（或抗体）致敏的载体颗粒，则能抑制原先的凝集现象，称为正向(或反向)间接凝集抑制试验。如测自身抗体、变态反应性抗体
  - 协同凝集反应：与间接凝集反应的原理相类似，但所用载体为金黄色葡萄球菌A蛋白（SPA）。SPA可与IgG的Fc段结合，形成抗体致敏的颗粒载体

- 抗球蛋白试验(Coombs试验)，检测抗红细胞的不完全抗体
  - 直接Coombs试验：测红细胞上不完全抗体
  - 间接Coombs试验：测游离在血清中的不完全抗体

（1）直接凝集反应的原理是细菌、螺旋体和红细胞等颗粒性抗原，在适当的电解质参与下可直接与相应抗体结合出现凝集。

（2）间接凝集反应是将可溶性抗原（或抗体）先吸附于适当大小的颗粒载体表面，然后与相应抗体（或抗原）作用，在适宜电解质存在的条件下，出现特异性凝集现象。间接凝集反应的类型有：正向间接凝集反应、反向间接凝集反应、间接凝集抑制试验和协同凝集反应。

① 间接凝集抑制试验：先将可溶性抗原（或抗体）与相应的抗体（或抗原）试剂混合，然后再加入抗原（或抗体）致敏的载体颗粒，若出现凝集现象，则说明标本中不存在相同抗原，抗体试剂未被结合。

② 间接血凝试验其原理是将抗原（或抗体）包被于红细胞表面，成为致敏载体，然后与相应的抗体（或抗原）结合，从而使红细胞被动地凝聚在一起，出现可见的红细胞凝集现象。

致敏用的抗原或抗体要求纯度高，并保持良好的免疫活性。用蛋白质致敏红细胞的方法有直接法和间接法。

血凝试验可在微量滴定板或试管中进行，将标本倍比稀释，一般为1∶64，同时设不含标本的稀释液为对照。

（3）抗球蛋白试验，又称 Coombs 试验，是检测抗红细胞不完全抗体的一种很有用的方法。包括直接 Coombs 试验和间接 Coombs 试验，分别检测红细胞上的不完全抗体和游离在血清中的不完全抗体。

【注意】Coombs 试验属于凝集反应。

（孙佳莹）

4.6 沉淀反应

沉淀反应是可溶性抗原与相应抗体在特定条件下特异性结合所出现的沉淀现象。沉淀反应中的抗原多为蛋白质、多糖、血清、毒素等可溶性物质。

（1）沉淀反应的第一阶段为抗原抗体发生特异性结合，几秒到几十秒即可完成，出现可溶性小的复合物，肉眼不可见。第二阶段为形成可见的免疫复合物，需几十分钟到数小时才能完成，如沉淀线、沉淀环。

絮状沉淀试验常见类型有：抗原稀释法、抗体稀释法、方阵滴定法。

（2）抗原过量时形成的免疫复合物（IC）分子小，而且会发生再解离，反而使浊度下降，光散射亦减少，这就是高剂量钩状效应。当反应液中抗体过量时，IC 的形成随着抗原递增而增加，至抗原、抗体最适比例处达最高峰，这就是经典的海德堡曲线理论。

（3）分类：见图4-6。

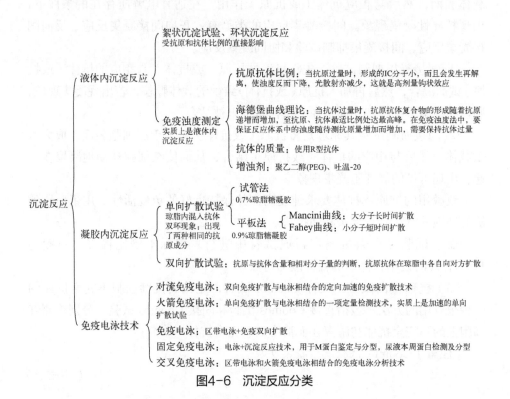

图4-6　沉淀反应分类

凝胶内沉淀反应中，单向扩散试验用到的凝胶支持物是琼脂。

单向扩散试验平板法是将抗体或抗血清混入琼脂凝胶内。

双向扩散试验平板法：沉淀线的形成是根据抗原抗体两者比例所致，沉淀线如果靠近抗原孔，则表示抗体含量较大；沉淀线如果靠近抗体孔，则表示抗原含量较大；不出现沉淀线则表明无对应的抗原抗体。

火箭免疫电泳实质上是加速的单向扩散试验。

免疫电泳技术是区带电泳和双向免疫琼脂扩散相结合的一种免疫分析技术。

免疫固定电泳是区带电泳与免疫沉淀反应相结合，常用于 M 蛋白鉴定。

免疫电泳属于沉淀反应。

（孙佳莹）

4.7　放射免疫分析技术

　　放射免疫技术常用的放射性核素有 ^{125}I、^{131}I、^{51}Cr 等，产生 γ 射线；^{3}H、^{14}C、^{32}P 等，产生 β 射线。^{125}I 标记方法简便，^{3}H 的半衰期长。放射免疫分析技术包括放射免疫分析（RIA）、免疫放射分析（IRMA）、放射受体分析、放射配体结合分析等。RIA 是竞争性结合反应，IRMA 是非竞争性结合反应。

（孙佳莹）

4.8　免疫荧光技术

　　免疫荧光技术是发展最早的免疫标记技术。见图 4-7。

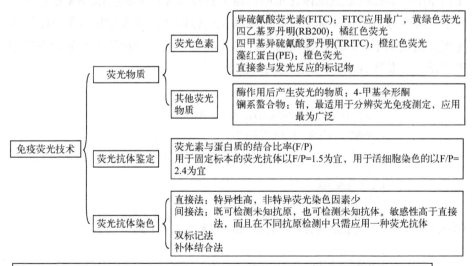

图4-7　免疫荧光技术

　　荧光效率是指荧光分子将光能转变成荧光的百分率。

　　荧光色素中异硫氰酸荧光素（FITC）最常用。被广泛用于对比染色或用于两种不同颜色的荧光抗体的双重染色的荧光物质是藻红蛋白。

　　常用的标记蛋白质的方法有搅拌法和透析法两种。

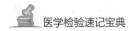

荧光显微技术主要靠观察标本片上荧光抗体的染色结果作为抗原的鉴定和定位。

时间分辨荧光免疫测定（TRFIA）：是一种非放射性核素免疫分析技术，用镧系元素标记抗原或抗体，根据镧系元素整合物的发光特点，用时间分辨技术测量荧光，同时检测波长和时间两个参数进行信号分辨，可有效排除非特异性荧光的干扰，极大地提高了分析灵敏度。

荧光抗体技术的应用：自身抗体检测、病原体检测、免疫病理检测、细胞表面抗原和抗体检测。

（孙佳莹）

4.9 酶免疫技术

酶联免疫技术（ELISA）是用酶标记抗原或抗体作标志物，用于检测液体样品中可溶性抗原或抗体含量的微量分析技术（图4-8）。ELISA根据反应后是否需要分离结合酶标记物与游离酶免疫标记物，分为均相酶免疫测定和异相酶免疫测定。均相不需要分离，异相需要分离。均相酶免疫分析主要用于药物、激素等小分子半抗原物质的检测。

酶联免疫吸附试验 {

基本原理：固相免疫测定技术，属于异相酶免疫测定

异相酶免疫测定：目前应用最广泛

参与物：固相抗原（或抗体）、酶标记抗原（或抗体）、底物

抗原检测方法：
① 双抗体夹心法：检测抗原最常用的方法（大分子）
② 双位点一步法：为避免钩状效应，可将标本稀释后再测
③ 竞争法：显色深浅与待测抗原量呈负相关（小分子）

抗体检测方法：
① 间接法：采用的酶标记抗体是羊抗人IgG抗体（抗抗体），是检测抗体最常用的方法，属于非竞争性结合试验
② 双抗原夹心法
③ 竞争法：HBcAb、HBeAb检测
④ 捕获法：最常用于病原体急性感染诊断中IgM类抗体的检测，如甲肝HAV-IgM抗体、乙肝HBc-IgM抗体

酶免疫 {

　　酶标记抗原/抗体的方法 {

　　　常用酶 {
　　　　① 辣根过氧化物酶(HRP)：ELISA中应用最广泛的标记酶；来源于蔬菜辣根；强酸
　　　　　　是HRP的强烈抑制剂；避免使用叠氮钠作为酶标复合物
　　　　　　的防腐剂
　　　　② 碱性磷酸酶(ALP、AP)：含磷酸盐的缓冲液对此酶有抑制作用
　　　　③ β-半乳糖苷酶(β-Gal)：常用于均相酶免疫测定中
　　}

　　　酶标记抗原/
　　　抗体的方法 {
　　　　戊二醛交联法
　　　　改良过碘酸钠法：是目前用于HRP标记抗原或抗体的最常用方法
　　}

　　　常用底物 {
　　　　① HRP底物
　　　　　a.邻苯二胺(OPD)：橙黄色，加硫酸终止后呈棕黄色，最大吸收峰在492nm
　　　　　b.四甲基联苯胺(TMB)：ELISA中应用最广泛的底物；蓝色，加硫酸终止后变成黄色，
　　　　　　最大吸收峰在450nm
　　　　② ALP底物：对-硝基苯磷酸酯p-NPP，作用后形成对硝基酚(黄色)，最大吸收峰在
　　　　　405nm，NaOH作为反应终止剂
　　　　③ β-Gal底物：4-MUG，作用后形成4-甲基伞形酮(4-MU)，测量时需要荧光检测仪
　　}

　　　固相载体 {
　　　　常用聚苯乙烯塑料
　　　　包被：抗原或抗体溶于缓冲液中，4℃过夜或37℃ 2h
　　　　封闭：1%~5%的牛血清白蛋白或5%~20%小牛血清
　　}
}

图4-8　酶联免疫技术（ELISA）

（孙佳莹）

4.10　化学发光免疫分析技术

　　发光免疫分析是将发光分析和免疫反应相结合而建立起来的一种检测微量抗原和抗体的新型标记免疫分析技术，兼有发光分析的高灵敏性和抗原抗体反应的高特异性。

　　化学发光与荧光的区别是形成激发态分子的激发能不同。

　　吖啶酯是目前最常用的直接标记发光剂。酶促反应化学发光剂为鲁米诺（HRP底物）、AMPPD（ALP底物）。

　　三联吡啶钌是电化学发光剂，它和电子供体三丙胺（TPA）在阳电极表面可同时失去一个电子而被氧化。化学发光免疫测定无毒害。

　　化学发光免疫分析技术类型和临床应用见图 4-9。

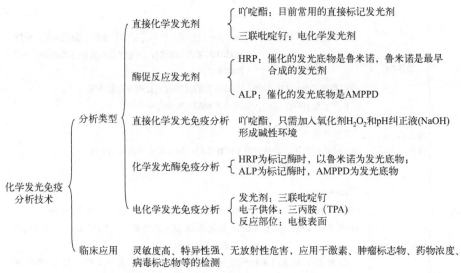

图4-9　化学发光免疫分析技术类型和临床应用

（陈　超）

4.11　生物素–亲和素放大技术

4.11.1　生物素–亲和素系统

生物素和亲和素是一对具有高度亲和力的物质，它们的结合迅速、专一、稳定并具有多级放大效应。生物素（biotin，B）又名维生素 H，常从卵黄中提取；亲和素（avidin，A）是从卵白蛋白中提取的。活化生物素是指利用生物素的羧基加以化学修饰可制成各种活性基团的衍生物。生物素 - 亲和素系统见图 4-10。

4.11.2　生物素标记蛋白质时注意事项

（1）根据抗原抗体分子结构中所带可标记基团的种类以及分子的理化性质，选择相应的活化生物素和反应条件。

（2）标记反应时，活化生物素与待标记抗原或抗体应有适当的比例，使每个蛋白质分子上标记的生物素分子数量控制在一定范围，以免影响标记物活性。为减少空间位阻的影响，可在生物素与被标记物中加入交联臂样结构。

生物素与抗原、抗体等蛋白质结合后，不影响后者的免疫活性。

生物素-亲和素系统
(BAS)

生物素
Ⅰ环为咪唑酮环，
与亲和素结合，
Ⅱ环为噻唑环
与蛋白质结合

活化生物素
对戊酸的羧基
进行化学修饰

标记蛋白质氨基的活化生物素：BNHS
(生物素N-羟基丁二酰亚胺酯)
标记蛋白质醛基的活化生物素：BHZ
(生物素酰肼)、BCHZ（肼化生物胞素）
标记蛋白质巯基的活化生物素：BNP
(生物素对硝基酚酯)
标记核酸的活化生物素：光敏生物素、
生物素脱氧核苷三磷酸、BNHS和BHZ

亲和素、链霉亲和素
由4个亚基组成，可以和4个生物素结合
链霉亲和素的活性单位：结合1μg生物素所需的量，1mg SA最高活性单位达18U

图4-10　生物素–亲和素系统

（陈　超）

4.12　固相膜免疫测定

（1）常用的固相膜：固相膜免疫测定中的膜为玻璃纤维素膜、尼龙膜、聚偏氟乙烯（PVDF）膜和硝酸纤维素（NC）膜等，常用的是硝酸纤维素（NC）膜。

（2）免疫层析试验（ICA）的原理与IFA相同，不同点在于液体的移动不是通过直向穿流，而是基于层析作用横流。

（3）胶体金免疫技术

① 胶体金：也称金溶液。在同一种物质的水溶液中，不同大小的胶体金颗粒光吸收波长和呈色各不相同（胶体金粒径大小决定其颜色）。

② 免疫胶体金：是胶体金与免疫活性物质的结合物。影响免疫印迹成败的一个主要因素是抗原分子中可被抗体识别的表位的性质。

（陈　超）

4.13　免疫组织化学技术

（1）冰冻切片：最常用，能较完好地保存多种抗原的免疫活性。

（2）石蜡切片：组织结构保存良好，在病理和回顾性研究中有较大的实用价值。

（陈　超）

4.14 免疫细胞分离及其表面标志检测

（1）Percoll 分离液是一种连续的密度梯度离心分离法，用 Percoll 分离液分离外周血由上而下依次为死细胞层、富含单核细胞组分层、富含淋巴细胞的组分层、红细胞与粒细胞组分。

（2）免疫细胞的分离：见图 4-11。

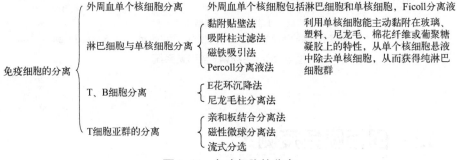

图4-11 免疫细胞的分离

（陈　超）

4.15 淋巴细胞功能检测技术

淋巴细胞的功能检测见图 4-12。

免疫细胞的分离
- 外周血单个核细胞分离：外周血单个核细胞包括淋巴细胞和单核细胞，Ficoll分离液利用单核细胞能主动黏附在玻璃、塑料、尼龙毛、棉花纤维或葡聚糖凝胶上的特性，从单个核细胞悬液中除去单核细胞，从而获得纯淋巴细胞群
- 淋巴细胞与单核细胞分离
  - 黏附贴壁法
  - 吸附柱过滤法
  - 磁铁吸引法
  - Percoll分离液法
- T、B细胞分离
  - E花环沉降法
  - 尼龙毛柱分离法
- T细胞亚群的分离
  - 亲和板结合分离法
  - 磁性微球分离法
  - 流式分选

淋巴细胞的功能检测
- T细胞功能检测
  - T细胞增殖试验：刺激物包括植物血凝素(PHA)、刀豆素A(ConA) 和美洲商陆(PWM)、白喉类毒素、破伤风类毒素、纯化蛋白衍生物（PPD)和白色念珠菌
  - T细胞分泌功能测定
  - T细胞介导的细胞毒试验
  - 体内试验：PHA皮肤试验
- B细胞功能检测
  - B细胞增殖试验：小鼠B细胞可用细菌脂多糖(LPS) 作为刺激物，人则用含SPA的金黄色葡萄球菌菌体及抗IgM抗体等刺激
  - 溶血空斑试验：每一个空斑中央含一个抗体形成细胞，空斑数目即为抗体形成细胞数。空斑大小表示抗体形成细胞产生抗体的多少
  - 酶联免疫斑点试验
  - 体内试验：常用于体内抗体产生的特异性抗原有白喉类毒素、破伤风类毒素、多价肺炎链球菌菌苗等
- NK细胞活性测定：测定人NK细胞活性的靶细胞多用K562细胞株，而测定小鼠NK细胞活性则常采用YAC-1细胞株

图4-12 淋巴细胞的功能检测

（陈　超）

4.16 免疫球蛋白检测及应用

4.16.1 免疫球蛋白测定方法

① 血清蛋白电泳：可发现 M 区带。

② 免疫电泳：可将 M 蛋白的免疫球蛋白类型和轻链型进行鉴定。

③ 免疫固定电泳：可判断单克隆免疫球蛋白重链和轻链的类型。

4.16.2 免疫球蛋白测定的临床意义

（1）IgG、IgA、IgM 检测方法：单向琼脂扩散法、速率散射比浊法。特异性 IgM 测定采用捕获法测定。

临床意义：降低，见于先天性或获得性免疫缺陷病。升高，见于多克隆性疾病，如慢性感染、某些自身免疫性疾病；单克隆性，又称 M 蛋白升高，见于免疫增殖性疾病，如多发性骨髓瘤、重链病、轻链病等。

（2）IgD 测定方法：采用单向琼脂扩散法、ELISA 等。

临床意义：IgD 升高可见于多发性骨髓瘤。

（3）IgE 测定方法：采用 ELISA、化学发光法等（IgE 量比较少，不采用单向琼脂扩散法）。

临床意义：升高见于 IgE 型多发性骨髓瘤、特应性哮喘、特应性皮炎等。

（4）M 蛋白：单克隆免疫球蛋白，是 B 淋巴细胞或浆细胞单克隆异常产生的一种在氨基酸的组成及顺序上十分均一的异常免疫球蛋白。

（陈　超）

4.17 补体检测及其应用

早在 1906 年 Wassermann 就将补体结合试验应用于梅毒的诊断，即著名的华氏反应。其是将免疫溶血作为指示系统，用以检测另一反应系统中抗原或抗体的传统方法。检测待测抗原或抗体。

补体结合试验原理：抗原抗体复合物可以结合补体，不能使溶血素致敏的 SRBC 溶血；若没有形成抗原抗体复合物，则补体游离存在，致使 SRBC 溶血。

组成：①反应系统，已知抗原（或抗体）与待测抗体（或抗原）；②补体系统；③指示系统，绵羊红细胞与相应溶血素，试验前常将其预先混合，成为致敏绵羊红细胞。

结果：不溶血为补体结合试验阳性，而溶血为试验阴性。

CH50：测定经典途径的总补体溶血活性，反映各种补体成分的综合水平。

CH50 测定：以红细胞的溶解为指示，以 50% 溶血为判断终点，它比 100% 溶血更为敏感，故称补体 50% 溶血试验。补体溶血程度与补体含量呈 S 形曲线。

（刘　丹）

4.18　流式细胞仪分析技术及应用

流式细胞仪基本组成包括液流系统、光学系统和数据处理系统。

光源：激光。

激光光束波长：488nm。

激发测定光束与单细胞液柱方向应垂直。

前向散射光（FS）：反映颗粒的大小。

侧向散射光（SS）：反映颗粒内部的复杂结构、表面的光滑程度。

荧光（FL）：反映被测细胞表面抗原的强度。

（刘　丹）

4.19　免疫自动化仪器分析

（1）免疫透射比浊法：吸光度（A 值）与免疫复合物量成正相关。

本法的不足在于：①抗体用量较大；②灵敏度较散射比浊法低；③耗时较长。

（2）免疫散射比浊法：不同大小微粒形成的散射光分布不同。当颗粒直径小于入射光波长的 1/10 时，散射光强度在各个方向的分布均匀一致，称为 Rayleigh 散射；当粒径大于入射光波长的 1/10 至接近入射光波长时，随着颗粒直径增大，向前散射光强于向后散射光，称为 Debye 散射；当颗粒直径等于或大于入射光波长时，向前散射光远远大于向后散射光，称为 Mile 散射。

（刘　丹）

4.20 免疫学检验的质量保证

（1）准确度（accuracy）：待测物的测定值与其真值的一致性程度。

（2）精密度（precision）：在一定条件下所获得的独立测定结果的一致性程度。

（3）诊断敏感性（sensitivity）：指将实际患病者正确地判断为阳性（真阳性）的百分率。计算公式为：

$$敏感性=\frac{TP}{TP+FN}\times100\%$$

式中，TP 为真阳性人数；FN 为假阴性人数。

（4）诊断特异性（specificity）：指将实际无病者正确地判断为阴性（真阴性）的百分率。计算公式为：

$$特异性=\frac{TN}{TN+FP}\times100\%$$

式中，TN 为真阴性人数；FP 为假阳性人数。

（5）阳性预测值（positive predictive value，PPV）指特定试验方法测定得到的阳性结果中真阳性的比率。计算公式为：

$$PPV=\frac{TP}{TP+FP}\times100\%$$

式中，TP 为真阳性人数；FP 为假阳性人数。

（6）阴性预测值（negative predictive value，NPV）指特定试验方法测定得到的阴性结果中真阴性的比率。计算公式为：

$$NPV=\frac{TN}{TN+FN}\times100\%$$

式中，TN 为真阴性人数；FN 为假阴性人数。

（刘　丹）

4.21 感染性疾病与感染免疫检测

4.21.1 肝炎

（1）肝炎病毒分类：见表 4-3。

表4-3 肝炎病毒分类

肝炎病毒	传播途径	基因组	特点
甲型肝炎病毒	粪/口	单正链 RNA	预后良好
乙型肝炎病毒	血液/垂直	双链 DNA（dsDNA）	HBsAg：最早出现的病毒标志物 HBsAb（抗 Hbs）：保护性抗体 HBeAg：感染性强 HBcAb：分为 IgM（急性）、IgG（慢性） HBcAg：乙肝五项检查中没有此项，因为它在血中不易被检出，但它是乙型肝炎病毒存在的直接标志
丙型肝炎病毒	血液/垂直	单正链 RNA	易慢性化
丁型肝炎病毒	血液/垂直	单负链 RNA	缺损病毒，不能独立复制，必须在 HBV 辅助下才能增殖
戊型肝炎病毒	粪/口	单正链 RNA	孕妇感染戊肝后病死率高

（2）肝炎病毒不同血清模式的临床意义：见表 4-4。

表4-4 肝炎病毒不同血清模式的临床意义

HBsAg	HBsAb	HBeAg	HBeAb	HBcAb	临床意义
+	−	−	−	−	急性乙肝病毒感染，潜伏期后期
+	−	+	−	−	急性乙肝早期，传染性强
+	−	+	−	+	大三阳，急、慢性乙肝，病毒复制力强，传染性强
+	−	−	−	+	急、慢性乙肝，以 HBcAb-IgM 鉴别
+	−	−	+	+	小三阳，急、慢性乙肝，病毒复制减弱，传染性弱
−	+	−	−	−	痊愈或恢复期，有免疫力
−	+	−	−	+	痊愈，有免疫力
−	+	−	−	−	疫苗接种或很久以前感染过
−	−	−	−	+	既往乙肝病毒感染的痕迹

注：+表示阳性；−表示阴性。

4.21.2 梅毒的检测

（1）非密螺旋体抗原血清试验非特异性实验：多用牛心类脂质作为抗原，测定患者血清中的反应素（抗脂质抗体）。

①性病研究实验室试验（VDRL）。

②快速血浆反应素试验（RPR）：本试验半定量对评价疗效和判断是否有再感染等是有价值的。

③不加热血清反应素试验（USR）。

（2）密螺旋体抗原血清试验特异性实验：用密螺旋体抗原，检测患者血中的特异性抗体。

①荧光密螺旋体抗体吸附试验（FTA-ABS）。

②抗梅毒螺旋体抗体的微量血凝试验（MHA-TP）。

③梅毒螺旋体颗粒凝集试验（TPPA）。

④ELISA。

⑤免疫印迹试验。

4.21.3　链球菌感染

链球菌感染最常用的免疫学实验室检查是抗链球菌溶血素"O"（ASO）检测。ASO 增高常见于急性咽炎等上呼吸道感染、风湿性心肌炎、心包炎、风湿性关节炎和急性肾小球肾炎等。

（刘　丹）

4.22　超敏反应性疾病及其他免疫检测

4.22.1　超敏反应的分类

超敏反应的分类见表 4-5。

表4-5　超敏反应的分类

类型	Ⅰ型	Ⅱ型	Ⅲ型	Ⅳ型
别名	速发型	细胞毒性	中等大小的免疫复合物型	迟发型
参加的抗体	IgE	IgM/IgG	主要为 IgM、IgG，也可以是 IgA	–
是否有补体	–	+	+	–
参加细胞	肥大细胞、嗜碱性粒细胞、嗜酸性粒细胞	巨噬细胞、NK 细胞	中性粒细胞、血小板	T 细胞（Th1 细胞）
相关疾病	① 休克（青霉素；免疫血清，如破伤风抗毒素） ②过敏性鼻炎 ③过敏性胃肠炎 ④荨麻疹	① 输血反应（ABO溶血） ②新生儿溶血 ③自身免疫性溶血病 ④药物过敏性血细胞减少症 ⑤肺出血性肾炎综合征（如肺出血 - 肾炎综合征、抗膜性肾小球肾炎） ⑥毒性弥漫性甲状腺肿	①（类）阿蒂斯反应（反复注射胰岛素） ②血清病 ③链球菌感染后肾小球肾炎 ④类风湿关节炎 ⑤系统性红斑狼疮 ⑥ 大剂量青霉素治疗梅毒、钩端螺旋体病时出现过敏性休克样反应称为赫氏反应	① 结核菌素反应，肉芽肿的形成 ② 接触性皮炎（如接触化妆品、油漆） ③移植排斥反应

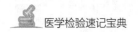

4.22.2　超敏反应的检测

Ⅰ型超敏反应：主要检测过敏原（皮肤试验：皮内实验、挑刺试验）和测定血清中特异 IgE。

Ⅱ型超敏反应：抗血细胞抗体。

Ⅲ型超敏反应：循环免疫复合物 CIC。

Ⅳ型超敏反应：皮肤试验（皮内实验、斑贴试验）。

皮肤实验主要测Ⅰ型和Ⅳ型超敏反应。

（刘　丹）

4.23　自身免疫性疾病及其检验

4.23.1　自身免疫性疾病分类

（1）器官特异性：毒性弥漫性甲状腺肿（Graves 病）、慢性甲状腺炎、原发性慢性肾上腺皮质功能减退症（Addison 病）等。

（2）非器官特异性：类风湿关节炎（RA）、干燥综合征、系统性红斑狼疮（SLE）等。

4.23.2　抗核抗体

抗核抗体（ANA）是一组将自身真核细胞的各种细胞核成分作为靶抗原的自身抗体的总称。

性质：主要是 IgG，也有 IgM、IgA 和 IgD。

检测方法：总 ANA 筛选试验；间接免疫荧光法（IIF）抗原，人喉癌上皮细胞、HEP-2 细胞。

自身免疫性抗体的检测首选间接免疫荧光分析法。

4.23.3　常见ANA荧光图形

常见 ANA 荧光图形见彩图 4-1～彩图 4-6。

①均质型（H）：高效价均质型主要见于 SLE 患者。

②斑点型（S）：细胞核内出现颗粒状荧光，分裂期细胞染色体无荧光显色。高效价的斑点型常见于混合性结缔组织病（MCTD）。

③核膜型（M）：又称周边型，荧光着色主要显示在细胞核的周边，形成荧光环相关抗体主要是抗 dsDNA 抗体。

④ 核仁型（N）：荧光着色主要在核仁区，分裂期细胞染色体无荧光着色。核仁型在硬皮病中出现率最高，尤其是高效价核仁型对诊断硬皮病具有一定特异性。

4.23.4 抗ENA抗体谱的检测和应用

ENA 是可提取核抗原的总称，ENA 抗原可用盐水或磷酸盐缓冲液从细胞核中被提取。

类型：Sm、RNP、SSA、SSB、Jo-1、Scl-70。

【注意】不包括 dsDNA。

检测方法：免疫印迹法（IBT）。

4.23.5 常见疾病检测抗体

（1）SLE：抗 dsDNA 抗体和抗 Sm 抗体是本病的特征性标志。

（2）类风湿因子（RF）以 IgM 为主，主要见于类风湿疾病，是一类抗人或动物 IgG 分子 Fc 片段抗原决定簇的抗体，是以变性 IgG 为靶抗原的自身抗体。

（3）类风湿关节炎（RA）：抗角蛋白抗体、抗 CCP 抗体（抗环瓜氨酸抗体）更特异。

（4）干燥综合征（SS）：抗 SSA 抗体、抗 SSB 抗体通常为阳性。抗 SSB 的特异性高于抗 SSA。

（5）多发性肌炎（PM）：抗 Jo-1 抗体。

（6）硬皮病（Scl）：全身性病变时则称为进行性系统性硬化症（PSS），抗 Scl-70 抗体是 PSS 的特异性抗体。

（7）混合结缔组织病（MCTD）：抗核 RNP（nRNP）抗体。

（8）抗中性粒细胞胞质抗体（ANCA）：是原发性小血管炎患者的诊断、疗效观察等的指标。

（9）抗磷脂抗体（APLA）：与反复自发性流产相关。

（巩　雪）

4.24　免疫增殖性疾病及其免疫检测

多发性骨髓瘤可以出现血沉增快，血中检出 M 蛋白和不明原因的蛋白尿。

巨球蛋白血症是以分泌 IgM 的浆细胞恶性增殖为病理基础的疾病。

血清免疫球蛋白定量，正常血清中 κ/λ 比例约为 2∶1。

（巩　雪）

4.25 免疫增殖性疾病及其免疫检测

免疫增殖性疾病是指由于淋巴细胞异常增殖所引起的疾病，故多属于血液疾病范畴。

浆细胞功能异常导致免疫球蛋白异常增殖性疾病分为良性增殖病和恶性增殖病两大类疾病。

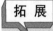

拓展

良性疾病，免疫球蛋白为多克隆性；恶性疾病，免疫球蛋白为单克隆性。

浆细胞瘤大多伴有溶骨性破坏。高水平 IL-6 是使破骨细胞数量增多的重要因素，溶骨性破坏与浆细胞的恶性增殖有非常密切的关系，是多发性骨髓瘤患者疾病恶化的重要原因之一。

IL-6 促进 B 细胞分化为浆细胞。

（巩 雪）

4.26 免疫缺陷性疾病及其免疫检验

免疫缺陷性疾病及其免疫检验见图 4-13。

分类

原发性免疫缺陷病(PIDD)

原发性B细胞缺陷：主要临床表现为反复化脓性感染。如X性连锁无丙种球蛋白血症，又名Bruton综合征，仅见于男性，患儿于出生6个月后发生反复化脓性细菌感染，血清中各类免疫球蛋白明显降低，外周血中成熟B细胞和浆细胞的数量几乎为零
血清Ig的测定：IgG、IgM和IgA主要采用免疫浊度法，基层单位也可采用单向免疫扩散法

原发性T细胞缺陷：先天性胸腺发育不全综合征，又名DiGeorge综合征，易发生真菌、病毒、胞内寄生菌的感染

重症联合免疫缺陷

原发性吞噬细胞缺陷

原发性补体系统缺陷：遗传性血管神经性水肿，必须检测C1抑制剂才能最终确诊

继发性或获得性免疫缺陷病（SIDD或AIDD）

获得性免疫缺陷综合征(AIDS)：又称艾滋病，是由人类免疫缺陷病毒(HIV)感染引起
HIV属反转录病毒科的慢病毒属
CD4+T细胞数量显著减少、功能严重障碍，CD4+/CD8+比例倒置，低于0.5。并发症是卡波西肉瘤和卡氏肺棘球蚴肺炎
HIV抗体测定：初筛常用ELISA法，确认主要用免疫印迹法

图4-13 免疫缺陷性疾病及其免疫检验

（巩 雪）

4.27 肿瘤免疫与免疫学检验

4.27.1 肿瘤标志物分类

肿瘤标志物分类见图 4-14。

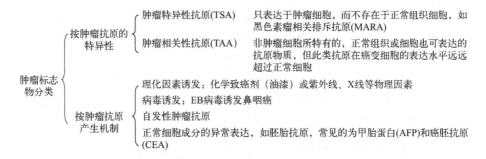

图4-14 肿瘤标志物分类

4.27.2 常用肿瘤标志物以及应用

常见肿瘤标志物以及应用见表 4-6。

表4-6 常见肿瘤标志物以及应用

肿瘤标志物	诊断的疾病
AFP	原发性肝癌
CEA	广谱，常见于肺癌、胃癌、胰腺癌、结直肠癌
PSA	前列腺癌
NSE	小细胞肺癌
AFU（α-L-岩藻糖苷酶）	原发性肝癌
CT（降钙素）	甲状腺髓样癌
HCG	绒毛膜上皮细胞癌
CA125	卵巢癌（肺癌也有升高）
HE4	卵巢癌（肺癌也有升高）
CA153	乳腺癌
CA199	胰腺癌
CA724	胃癌、浆液卵巢癌
CA50	胰腺癌、结直肠癌
CYFRA	非小细胞肺癌
NSE	小细胞肺癌
ProGRP	小细胞肺癌

（巩 雪）

117

4.28 移植免疫及其免疫检测

主要组织相容性复合体（MHC）编码的人类白细胞抗原（HLA），是不同个体间进行器官或组织细胞移植时发生排斥反应的主要成分，这种代表个体特异性的同种抗原又称组织相容性抗原或移植抗原。

HLA定位于6号染色体，分为HLA-Ⅰ、HLA-Ⅱ、HLA-Ⅲ。HLA-Ⅰ可编码HLA-A、HLA-B、HLA-C、HLA-E等，HLA-Ⅱ可编码HLA-DR、HLA-DQ等。

在三类HLA分子中，Ⅰ、Ⅱ类分子是触发移植排斥反应的首要抗原，尤其是HLA-DR位点的抗原分子，其次为HLA-A、HLA-B、HLA-DQ和HLA-DP，HLA-C与移植排斥反应无明显关系。

HLA-B27与强直性脊柱炎有关。

排斥反应的分类见图4-15。

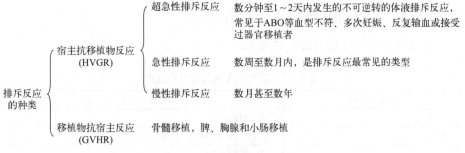

图4-15 排斥反应的分类

（巩 雪）

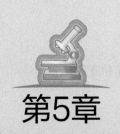

第5章

微生物学检验

5.1 微生物绪论

微生物（microorganism）是存在自然界中一大群个体微小、结构简单、肉眼不能直接看到，必须借助光学显微镜或电子显微镜放大数百、数千甚至数万倍才能看到的微小生物。

5.1.1 分类

- 原核细胞型：细菌、放线菌、支原体、衣原体、立克次体和螺旋体。
- 真核细胞型：真菌、藻类等。
- 非细胞型：病毒、亚病毒、朊粒。

（1）原核细胞型微生物：仅有原始核，无核膜、核仁，染色体为单个裸露 DNA 分子，无有丝分裂，缺乏完整的细胞器。（【记忆】两菌四体）

（2）真核细胞型微生物：细胞核分化程度较高，有典型的核结构（有核膜、核仁、多个染色体，由 DNA 和组蛋白组成），通过有丝分裂进行繁殖，胞浆内有多种完整的细胞器。

（3）非细胞型微生物：结构最简单，体积最微小，能通过细菌滤器，无细胞结构，由单一核酸（DNA 或 RNA）和（或）蛋白质外壳组成，无产生能量的酶系统。必须寄生在活的易感细胞内生长繁殖。

不同微生物分类及特点见表 5-1。

表5-1 不同微生物分类及特点

原核细胞型	真核细胞型	非细胞型
细菌、放线菌、支原体、衣原体、立克次体和螺旋体	真菌、藻类等	病毒、亚病毒、朊粒
仅有原始核	有典型的细胞核	无细胞结构

能通过细菌滤器的有病毒和支原体。

5.1.2　正常菌群

正常菌群指定居在人类皮肤及与外界相通的腔道黏膜上的各类非致病性微生物，非但无害，而且具有拮抗某些病原微生物和提供某些营养物的作用。

机会致病菌指原属正常菌群中的细菌，不会引起疾病，由于机体抵抗力下降、微生物寄居部位改变或菌群失调，此时该菌可致病。临床上多引起内源性感染。

病原微生物指可引起人类和动、植物致病的微生物，影响人类健康与生命。

（俞晓晨）

5.2　细菌的形态与结构

5.2.1　细菌结构

细菌的结构包括基本结构和特殊结构，见图 5-1。

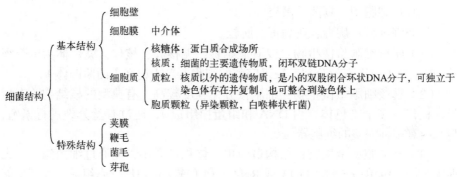

图5-1　细菌结构

5.2.2　细胞壁

革兰氏阳性菌和革兰氏阴性菌细胞壁结构不同，其中肽聚糖又称黏肽或糖肽，为二者的共同成分。磷壁酸为革兰氏阳性菌细胞壁特殊成分；外膜层为革兰氏阴性菌细胞壁特殊成分，见图 5-2。

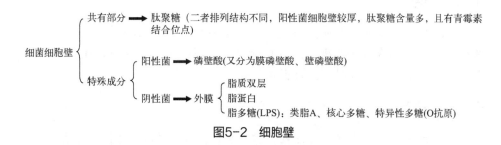

图5-2 细胞壁

拓 展

内毒素是许多革兰氏阴性菌细胞壁的结构成分（脂多糖），只有当细菌死亡、破裂、菌体自溶或用人工方式裂解细菌才释放出来。其毒性成分主要为类脂A。外毒素：大多数是革兰氏阳性菌产生的蛋白质，毒性强且有高度的选择性。内毒素和外毒素的特点见表5-2。

表5-2 内毒素和外毒素的特点

特点	内毒素	外毒素
来源及成分	许多革兰氏阴性菌细胞壁的结构成分（脂多糖），只有当细菌死亡、破裂、菌体自溶或用人工方式裂解细菌才释放出来	大多数是革兰氏阳性菌产生的蛋白质，由活菌释放
性质	性质稳定，耐热，抗原性弱，毒性弱	性质不稳定，不耐热，毒性强（强于内毒素）且有高度的选择性，可用甲醛脱毒成类毒素
能否制成类毒素	不能	能
作用及产生的细菌	致热作用、白细胞增多、感染性休克、DIC	细胞毒素：白喉棒状杆菌、葡萄球菌、A群链球菌 神经毒素：破伤风梭菌、肉毒梭菌 肠毒素：霍乱弧菌、肠产毒型大肠埃希菌、产气荚膜梭菌、金黄色葡萄球菌

细菌细胞壁缺陷型（细菌L型），在某种情况下细胞壁肽聚糖缺失，革兰氏阳性菌形成原生质体，革兰氏阴性菌形成原生质球。细菌L型在含血清的高渗低琼脂培养基中能缓慢生长。特点：染色不定，多为革兰氏阴性；形态不一；固定要用10g/L鞣酸，不能用火焰；返祖现象。

5.2.3 细胞膜

细胞膜的主要功能：①物质转运；②生物合成；③呼吸作用；④分泌作用。

5.2.4 荚膜

荚膜是某些细菌在细胞壁外包绕的一层界限分明，且不易被洗脱的黏稠性物质。荚膜的成分多为糖类。其功能是：①对细菌具有保护作用；②致病作用；③抗原性；④鉴别细菌的依据之一。

5.2.5 鞭毛

鞭毛是细菌运动器官，具有 H 抗原，是蛋白性丝状物，半固体培养。

5.2.6 芽孢

芽孢是某些细菌在一定条件下，细胞质、核质脱水浓缩而形成的圆形或椭圆形的小体。其功能是：①芽孢的抵抗力很强；②芽孢在适宜条件发育成相应的细菌；③鉴定细菌的依据之一。主要由革兰氏阳性杆菌产生，可作为灭菌效果的指标，最可靠灭菌方法为高压蒸汽灭菌法。芽孢不是细菌的繁殖体。

5.2.7 菌毛

（1）蛋白质丝状物。
（2）比鞭毛更细，短而直，硬而多，需用电镜才能看到。
（3）分为普通菌毛和性菌毛，普通菌毛起黏附作用，性菌毛可以转移遗传物质（接合方式）。

（俞晓晨）

5.3 细菌的生理与遗传变异

5.3.1 细菌生长繁殖的条件

（1）营养物质。
（2）合适的 pH：大多数细菌的合适 pH 为 7.2 ～ 7.6，但有些细菌不同，如霍乱弧菌的合适 pH 为 8.4 ～ 9.2，结核分枝杆菌的合适 pH 为 6.5 ～ 6.8，乳酸杆菌的合适 pH 为 5.5。
（3）适宜的温度：35 ～ 37℃。
（4）必要的气体。

5.3.2　分类

根据对氧的需要程度，可将细菌分为以下几类。

（1）需氧菌：必须在有氧（空气）的情况下才能生长。

（2）微需氧菌：在 5% ～ 6% 的低氧环境中才能生长。

（3）厌氧菌：必须在无氧的环境中才能生长，如庖肉培养基法。

（4）兼性厌氧菌：在有氧和无氧环境中均能生长。

5.3.3　生长繁殖方式

细菌：无性二分裂；病毒：复制；真菌：有丝分裂。

5.3.4　细菌的生长代谢曲线

（1）迟缓期：适应阶段。

（2）对数期：细菌的形态、染色性、生理活性都较典型。

（3）稳定期：细菌繁殖数与死亡数大致平衡。

（4）衰亡期：细菌死亡逐渐增多，死菌数超过活菌数。

5.3.5　细菌合成代谢产物

细菌合成代谢产物包括热原质、毒素、侵袭性酶、色素、抗生素、细菌素、维生素等。

5.3.6　等电点

革兰氏阳性菌等电点低，pI 为 2 ～ 3；革兰氏阴性菌的等电点稍高，pI为 4 ～ 5。

5.3.7　细菌的主要变异现象

（1）主要变异现象

① 形态与结构变异。

② 菌落变异（S-R 变异）。

③ 毒力变异（卡介苗）。

④ 耐药性变异。

⑤ S-R 变异指新从患者分离的沙门氏菌常为光滑型，经人工培养后菌落呈现粗糙型。

（2）变异机制

① 转化：受体菌直接提取供体菌提供的游离 DNA 片段整合重组使受体菌的性状发生变异。

② 转导：以噬菌体为媒介，将供体菌的基因转移到受体菌内而致受体菌基因改变。

③ 接合：受体菌和供体菌直接接触，供体菌通过性菌毛将所带的 F 质粒或类似遗传物质转移到受体菌。

④ 溶原性转换：噬菌体的 DNA 与细菌染色体重组，使宿主遗传结构发生变异，如无毒白喉棒状杆菌变成有毒白喉棒状杆菌。

⑤ 原生质体融合：两种经过处理失去细胞壁的原生体混合和可发生融合，融合后的双倍体可发生细菌染色体间的重组。

【记忆】直接接触的三种：转化、接合和原生质融合；有噬菌体的两种：转导和溶原性转换。

5.3.8 细菌形态学检查法

（1）暗视野显微镜：多用于检查不染色的活细菌和螺旋体的形态及运动观察。

（2）相差显微镜：检查不染色活细菌的形态及某些内部结构。

（3）荧光显微镜：用于细菌、病毒等的诊断或鉴别。

5.3.9 不染色标本与染色标本

（1）不染色细菌标本：主要用于检查生活状态下细菌的动力及运动状况。常用方法为压滴法和悬滴法。

（2）染色标本：主要包括革兰氏染色和抗酸染色。

① 常用染料

A. 碱性染料：显色离子带正电荷，常用的有碱性复红、结晶紫、美蓝等。常用于细菌染色的染料是碱性染料，因为细菌一般带负电荷。

B. 酸性染料：显色离子带负电荷，常用的有伊红、刚果红。

C. 复合染料：瑞氏染料、吉姆萨染料等。

② 革兰氏染色

A. 染色步骤：初染，结晶紫；媒染，碘；脱色，95% 乙醇；复染，石炭酸复红。

B. 结果：紫色为革兰氏阳性菌，红色为革兰氏阴性菌。

③ 染色方法及使用范围见表 5-3。

表5-3 染色方法及使用范围

染色方法	使用范围
革兰氏染色	常规染色，细胞壁结构不同
抗酸染色	结核分枝杆菌
弱抗酸染色	奴卡菌

续表

染色方法	使用范围
镀银染色	螺旋体
墨汁染色	新型隐球菌：宽厚荚膜
六胺银染色	卡氏肺孢菌
Neisser（奈瑟）染色、Albert（阿培特）染色	白喉棒状杆菌：异染颗粒
棉蓝染色	曲霉菌
氢氧化钾处理	查毛发、皮屑里的真菌
瑞氏染色	荚膜组织胞浆菌
吉姆萨染色	支原体、衣原体

（俞晓晨）

5.4 培养基

5.4.1 培养基的分类

（1）营养琼脂：标本及各类细菌的增菌培养。【基础培养基】

（2）血平板：各类细菌检验标本的分离。【营养培养基】

（3）巧克力平板：疑有嗜血杆菌、奈瑟菌等的标本。【营养培养基】

（4）中国蓝平板或伊红亚甲蓝平板：筛选革兰氏阴性细菌；鉴别发酵型革兰氏阴性杆菌菌种。【弱选择培养基】

（5）麦康凯平板：筛选革兰氏阴性杆菌和非发酵菌。【弱选择培养基】

（6）SS 琼脂：筛选肠道致病菌，如志贺菌和沙门菌。【强选择培养基】

（7）碱性琼脂或 TCBS 琼脂：从大便中分离霍乱弧菌及其他弧菌。

（8）真菌培养基：沙保弱培养基。

5.4.2 培养基的选择

培养基的选择见表 5-4。

表5-4 培养基的选择

细菌	培养基
脑膜炎奈瑟菌、淋病奈瑟球菌、流感嗜血杆菌	巧克力平板
结核分枝杆菌	罗氏培养基
白喉棒状杆菌	吕氏血清平板、亚碲酸钾血琼脂

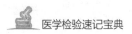

续表

细菌	培养基
百日咳鲍特菌	鲍金培养基
金黄色葡萄球菌（呕吐物等培养）	高盐甘露醇培养基
霍乱弧菌	TCBS—黄色，碱性蛋白胨水
副溶血性弧菌	TCBS—绿色
大便标本筛查沙门菌和志贺菌	SS 培养基、MAC 培养基
L 型细菌	高渗低琼脂培养基
真菌培养	沙保弱培养基

拓 展

抑制剂：胆盐、煌绿、玫瑰红酸、亚硫酸钠、某些染料及多种抗生素等。

指示剂：酸碱指示剂，如酚红、溴甲酚紫、溴麝香草酚蓝、中性红、甲基红；氧化还原指示剂，如亚甲蓝、刃天青。

菌落形态：光滑型（S 型）菌落、粗糙型（R 型）菌落和黏液型（M 型）菌落。

5.4.3 血平板上的溶血

α 溶血：又叫草绿色溶血，菌落周围血培养基变为绿色环状。

β 溶血：又称完全溶血，菌落周围形成一个完全清晰透明的环。

γ 溶血：不溶血，菌落周围的培养基没有变化；红细胞没有溶解或无缺损。

双环：双层溶血环，内层为 β 溶血，外层为 α 溶血，如产气荚膜梭菌。

5.4.4 气味

铜绿假单胞菌（生姜气味）、变形杆菌（巧克力烧焦气味）、厌氧梭菌（腐败的恶臭味）、放线菌（泥土味）等。

5.4.5 细菌在液体培养基中的生长现象

浑浊生长：大多数细菌。

沉淀生长：少数链状排列的细菌，如链球菌、炭疽芽孢杆菌。

菌膜生长（表面生长）：专性需氧菌，如枯草芽孢杆菌、结核分枝杆菌和铜绿假单胞菌。

5.4.6 细菌在半固体培养基中的生长现象

有鞭毛的细菌在穿刺线的两侧均可见羽毛状或云雾状浑浊生长，为动力试验阳性。

无鞭毛的细菌只沿穿刺线呈明显的线状生长，为动力试验阴性。

5.4.7　细菌非培养检测方法

内毒素：鲎试验，常见于革兰氏阴性菌感染。

外毒素：体内及体外毒力实验，常见于革兰氏阳性菌及部分阴性菌。处理后能变成类毒素。

5.4.8　细菌的自动化检测

（1）自动血培养检测系统

基本原理：检测细菌和真菌生长时所释放的二氧化碳（CO_2）来作为血液中有无微生物存在的指标。

（2）自动药敏检测系统：基于肉汤稀释法，常采用比浊法检测液体培养基中细菌生长，或者检测特殊培养基中荧光基质的水解作用。浊度降低：细菌生长受抑；浊度增加：细菌耐药。

（俞晓晨）

5.5　细菌的生化反应

5.5.1　碳水化合物的代谢试验

（1）糖（醇、苷）类发酵试验：是鉴定细菌最主要和最基本的试验。

（2）氧化 - 发酵试验（O-F 试验）：主要用于肠杆菌科细菌与非发酵菌的鉴别，前者均为发酵型，而后者通常为氧化型或产碱型。也可用于葡萄球菌与微球菌的鉴别。

（3）β- 半乳糖苷酶试验（ONPG 试验）：迟缓发酵乳糖菌株的鉴定。迅速及迟缓分解乳糖的细菌均可短时间内呈现阳性。

（4）七叶苷水解试验：D 群链球菌与其他链球菌的鉴别，前者阳性，后者阴性。也可用于革兰氏阴性杆菌及厌氧菌的鉴别。

（5）甲基红试验：鉴别大肠埃希菌与产气肠杆菌，前者为阳性，后者为阴性。

（6）V-P 试验：常与甲基红试验一起使用，因为前者为阳性的细菌，后者通常为阴性。

5.5.2 蛋白质和氨基酸的代谢试验

（1）明胶液化试验：应用于肠杆菌科细菌的鉴别。有些厌氧菌如产气荚膜梭菌、脆弱类杆菌等也能液化明胶，另外多数假单胞菌也能液化明胶，如普通变形杆菌、奇异变形杆菌、阴沟杆菌、沙雷菌、假单胞菌为阳性。

（2）吲哚（靛基质）试验：底物为色氨酸，生成吲哚（靛基质），当加入吲哚试剂（对二甲氨基苯甲醛）后则形成红色的玫瑰吲哚。主要用于肠杆菌科细菌的鉴定，如大肠埃希菌为阳性，沙门氏菌属为阴性。

（3）硫化氢试验：底物为含硫氨基酸（如胱氨酸、半胱氨酸）产生硫化氢，硫化氢遇铅或亚铁离子则形成黑褐色的硫化铅或硫化铁沉淀，培养基变黑为阳性。此试验可间接检测细菌是否产生硫化氢。主要用于肠杆菌科中属及种的鉴别，如沙门菌属和变形杆菌属均为阳性。

（4）尿素分解试验：某些细菌具有尿素分解酶，能分解尿素产生大量的氨，使培养基呈碱性，粉红指示剂变红为阳性。主要用于肠杆菌科中变形杆菌属细菌的鉴定，如奇异变形杆菌和普通变形杆菌为阳性。

（5）苯丙氨酸脱氨酶试验：某些细菌可产生苯丙氨酸脱氨酶，使苯丙氨酸脱去氨基，形成苯丙酮酸，加入氯化铁试剂后产生绿色反应为阳性。主要用于肠杆菌科细菌的鉴定，如变形杆菌属、普罗威登斯菌属和摩根菌属细菌为阳性。

（6）氨基酸脱羧酶试验：能分解氨基酸使其脱羧生成胺（赖氨酸→尸胺，鸟氨酸→腐胺，精氨酸→精胺）和二氧化碳，培养基呈碱性、指示剂变紫为阳性。主要用于肠杆菌科细菌的鉴定。

5.5.3 碳源和氮源利用试验

（1）枸橼酸盐利用试验：肠杆菌科中菌属间的鉴定。淡绿色变为深蓝色为阳性。如沙门氏菌属、克雷伯菌属为阳性，埃希菌属、志贺菌属、爱德华菌属和耶尔森菌属为阴性。

（2）丙二酸盐利用试验：肠杆菌科中属间及种的鉴别。淡绿色变为深蓝色为阳性。如克雷伯菌属为阳性，肠杆菌属、枸橼酸杆菌属和哈夫尼亚菌属有些细菌也呈阳性，其他菌属为阴性。

5.5.4 各种酶类试验

（1）氧化酶试验：肠杆菌科细菌与假单胞菌的鉴别。可用 1% 盐酸四甲基对苯二胺试剂，在 10s 内出现红色者为阳性；用 1% 四甲基对苯二胺试剂，在 10s 内出现蓝色者为阳性。如假单胞菌为阳性，肠杆菌科细菌为阴性。

（2）过氧化氢酶试验（触酶试验）：革兰氏阳性球菌初步分群。用 3% 过氧化氢溶液，有大量气泡产生者为阳性，不产生气泡为阴性。如革兰氏阳性球菌中葡萄球菌和微球菌为阳性，链球菌属为阴性。

（3）硝酸盐还原试验：细菌鉴定中广泛应用。肠杆菌科细菌均能还原硝酸盐为亚硝酸盐；假单胞菌属中有的细菌能产生氮气，如铜绿假单胞菌、嗜麦芽窄食单胞菌、斯氏假单胞菌，有的则能还原硝酸盐为亚硝酸盐，如鼻疽假单胞菌等；厌氧菌如韦荣菌也能还原硝酸盐为亚硝酸盐。

（4）脂酶试验：厌氧菌的鉴别。平板法以"菌落消失"为阳性；试管法以加胆盐的培养物质变澄清，而对照管仍浑浊为阳性。如肺炎链球菌为阳性，甲型链球菌为阴性。

（5）卵磷脂酶试验：厌氧菌的鉴定。

（6）DNA 酶试验：革兰氏阳性球菌中只有金黄色葡萄球菌产生 DNA 酶，在肠杆菌科中沙雷菌和变形杆菌产生此酶。

（7）凝固酶试验：葡萄球菌鉴别。如金黄色葡萄球菌和中间葡萄球菌为阳性。

（8）CAMP 试验：链球菌中，只有 B 群链球菌 CAMP 试验阳性。B 群链球菌能产生 CAMP 因子，可促进葡萄球菌的 β- 溶血素溶解红细胞的活性，因此在 B 群链球菌和葡萄球菌的交界处溶血力增加，出现矢状（半月形）的溶血区。

（9）胆汁溶菌试验：肺炎链球菌与甲型链球菌的鉴别。

5.5.5　抑菌试验

（1）O/129 抑菌试验：弧菌科的属间鉴别。出现抑菌环为敏感，无抑菌环为耐药。如弧菌属、邻单胞菌属对 O/129 敏感，而气单胞菌对 O/129 耐药。

（2）杆菌肽试验：A 群链球菌与非 A 群链球菌的鉴别。A 群链球菌对杆菌肽几乎全部敏感，而其他群链球菌绝大多数对其耐药，抑菌环直径＞10mm 为敏感。A 群链球菌敏感，非 A 群链球菌耐药。

（3）奥普托欣（Optochin）试验：肺炎链球菌与其他链球菌的鉴别。几乎所有的肺炎链球菌敏感，其余链球菌耐药。

（4）氢氧化钾拉丝试验：用接种环拉出黏丝为阳性，仍浑浊为阴性。如革兰氏阴性菌在 60s 内出现拉丝为阳性，革兰氏阳性菌为阴性。

5.5.6 细菌鉴定常用生化反应总结

细菌鉴定常用生化反应总结见表 5-5。

表5-5 细菌鉴定常用生化反应总结

碳水化合物代谢试验	蛋白质和氨基酸代谢试验	碳源和氮源利用试验	酶类试验	抑菌试验
糖（苷、醇）类发酵试验	明胶液化试验	枸橼酸盐利用试验	氧化酶试验	O/129 抑菌试验
氧化-发酵试验	吲哚（靛基质）试验	丙二酸盐利用试验	过氧化酶试验（触酶试验）	杆菌肽试验
β-半乳糖苷酶试验	硫化氢试验	硝酸盐还原试验		奥普托欣试验
七叶苷水解试验	尿素分解试验	卵磷脂酶试验		
甲基红试验	苯丙氨酸脱氨酶试验	DNA 酶试验		
V-P 试验	氨基酸脱羧酶试验	凝固酶试验		
		脂酶试验		
		CAMP 试验		
		胆汁溶菌试验		

5.5.7 克氏双糖铁（KIA）

作用：主要判断肠杆菌科细菌是否发酵葡萄糖、乳糖，是否产气，是否产 H_2S。

培养基中，葡萄糖和乳糖含量比例 1∶10，指示剂为酚红，pH < 6.8 时变为黄色，KIA 的 pH 为 7.4，所以如果只发酵葡萄糖，不发酵乳糖，则斜面中生成的少量酸因接触空气而被氧化挥发，斜面仍保持原来的红色。而底层相对缺氧，所以形成的酸类物质不会被氧化而保持黄色。

结果观察：产酸，变黄 - 产碱，变红 - 产气，断裂 - 产 H_2S，变黑

（俞晓晨）

5.6 葡萄球菌及检验

病原性球菌汇总见图 5-3。

5.6.1 葡萄球菌

（1）葡萄球菌触酶阳性，金黄色葡萄球菌凝固酶阳性。

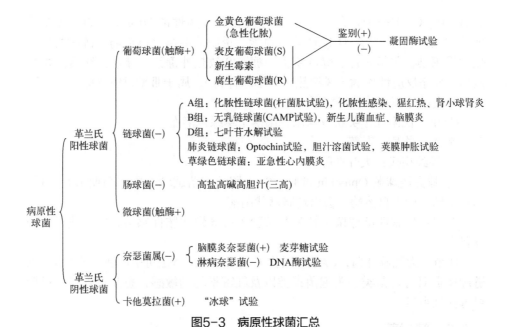

图5-3 病原性球菌汇总

临床意义：金黄色葡萄球菌易引起急性化脓性感染，临床常见的有痈、外科伤口、化脓性关节炎等，也可以引起食物中毒及烫伤样皮肤综合征。金黄色葡萄球菌还能引起假膜性肠炎。

腐生葡萄球菌常引起女性尿路感染。

表皮葡萄球菌是引起血培养污染的常见细菌之一。

（2）葡萄球菌的形态与结构：有些菌株能形成荚膜，能产生不同的脂溶性色素。

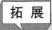 拓 展

铜绿假单胞菌产生水溶性色素。

抗原：葡萄球菌A蛋白（SPA）是蛋白抗原，具有种属特异性，无型特异性，具有抗吞噬作用，可与IgG的Fc段结合。

（3）葡萄球菌是抵抗力最强的无芽孢细菌。耐甲氧西林的金黄色葡萄球菌（MRSA）常引起医院内交叉感染。

脓汁之类无菌体液怀疑葡萄球菌感染，需接种在血平板；呕吐需接种在高盐甘露醇平板。

5.6.2 链球菌

根据链球菌细胞壁抗原分类，即常用Lancefield血清分型法：将链球菌分

为 A、B、C、D……T 等 18 个群，对人类有致病性的 90% 属 A 群。A 组链球菌的致病物质包括：①链球菌溶血素、透明质酸酶、链道酶、链激酶导致化脓性感染，包括丹毒、蜂窝织炎、痈；②致热外毒素，导致猩红热；③ M 蛋白，变态反应性疾病（风湿热、肾小球肾炎），属于Ⅲ型过敏反应。

肺炎链球菌相关特点如下。

① 革兰氏阳性矛尖状双球菌，菌落呈草绿色溶血。

② 致病物质：荚膜。

③ 导致疾病：大叶性肺炎。

④ 肺炎链球菌 Optochin 试验（S），胆汁溶菌试验（＋），菊糖水解（＋）。肺炎链球菌产生自溶酶，会出现脐窝状菌落。

A 组：化脓性链球菌（杆菌肽试验）可导致化脓性感染、猩红热、肾小球肾炎。

B 组：无乳链球菌，CAMP 试验（＋）。无乳链球菌可引起新生儿肺炎。B 链球菌群对青霉素类、头孢菌素类以及红霉素等均敏感，患儿对青霉素过敏可选择红霉素。

5.6.3 肠球菌

肠球菌的特点：①高盐（6.5% NaCl）、高碱（pH 9.6）、40% 胆汁培养基上可生长。②触酶阴性。③胆汁七叶苷中可以生长。④肠球菌的万古霉素耐药，基因型 vanA、vanB 为获得性耐药表型，常与粪肠球菌和屎肠球菌有关；vanC 为鹑鸡肠球菌和铅黄肠球菌的天然耐药表型。

拓 展

肠球菌与 D 组链球菌的胆汁七叶苷试验都是阳性的。

5.6.4 微球菌

触酶 +。

与葡萄球菌的鉴别：O-F 试验。

问题

① 葡萄球菌和链球菌、肠球菌怎么鉴别？

② 葡萄球菌和微球菌怎么鉴别？

③ 金黄色葡萄球菌和其他葡萄球菌怎么鉴别？

④ 表皮葡萄球菌和腐生葡萄球菌怎么鉴别？

答案：触酶试验、O-F 试验、血浆凝固酶试验、新生霉素试验。

5.6.5 奈瑟菌

脑膜炎奈瑟菌和淋病奈瑟菌鉴别：脑膜炎奈瑟菌麦芽糖试验（＋），淋病奈瑟菌麦芽糖试验（－）。

（1）淋病奈瑟菌

① 巧克力平板生长。

② 引起淋病（人类是唯一终宿主，另外人类也是麻风分枝杆菌的唯一终宿主）。

③ 保温送检（另外需要保温送检的是脑膜炎奈瑟菌和流感嗜血杆菌）。

④ 氧化酶阳性，触酶阳性；分解葡萄糖，不分解麦芽糖。

⑤ 分离淋病奈瑟菌最好选用含万古霉素和多黏菌素的巧克力平板。

（2）脑膜炎奈瑟菌：是引起流行性脑脊髓膜炎（简称流脑）的病原体。存在于携带者或患者的鼻咽部，经空气传播，冬末春初为流行高峰。目前对人类致病的脑膜炎奈瑟菌主要是 A 群，婴儿接种的疫苗也是预防 A 群脑膜炎的。脑膜炎奈瑟菌感染多见于儿童，有喷射状呕吐、颈项强直等脑膜炎症状，脑脊液浑浊，快速且具有诊断意义的检查是革兰氏染色镜检。

5.6.6 DNA酶试验

（1）革兰氏阴性球菌中奈瑟菌属和卡他莫拉菌区别：奈瑟菌属 DNA 酶试验（－），卡他莫拉菌 DNA 酶试验（＋）。

（2）革兰氏阳性球菌中只有金黄色葡萄球菌产生 DNA 酶，在肠杆菌科中沙雷菌和变形杆菌产生此酶。

（俞晓晨）

5.7 肠杆菌科及检验

阴性杆菌汇总见图 5-4。

5.7.1 定科试验

肠杆菌科共同特性：无芽孢，多数有鞭毛（有鞭毛，即说明有动力），有致病性的菌株，多数有菌毛。

肠杆菌科的定科试验：发酵葡萄糖（产酸或产酸产气），触酶（＋），氧化酶（－），可将硝酸盐还原至亚硝酸盐。

乳糖发酵试验：非致病菌（＋），致病菌（－）（除外变形杆菌）。

氧化酶试验：常用于肠杆菌科细菌与假单胞菌的鉴别。

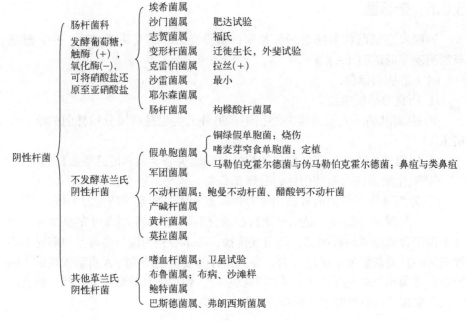

图5-4　阴性杆菌汇总

5.7.2　肠杆菌科抗原构造

肠杆菌科细菌的抗原构造复杂，包括菌体（O）抗原、鞭毛（H）抗原和表面抗原（如 Vi 抗原、K 抗原）3 种。O 抗原和 H 抗原是肠杆菌科血清学分群和分型的依据。变异包括菌落 S-R 变异和鞭毛 H-O 变异。

5.7.3　大肠埃希菌

（1）大肠埃希菌 IMVC 试结果为 ++--（I：吲哚试验；M：甲基红试验；V：V-P 试验；C：枸橼酸盐试验）。

区别：产气肠杆菌 IMVC 试结果为 --++。

V-P 试验：常与甲基红试验一起使用，因为前者为阳性的细菌，后者通常为阴性。

（2）动力、吲哚、尿素试验（MIU）：++-。

（3）麦康凯 MAC 平板和 SS 平板：粉红色或红色菌落。

【区别】沙门菌和志贺菌是无色透明菌落。

（4）导致腹泻的大肠埃希菌分为 5 类。

① 肠产毒型大肠埃希菌（enterotoxigenic *E.coli*，ETEC）：引起霍乱样肠毒素腹泻（水泻）。

②肠致病型大肠埃希菌（enteropathogenic *E.coli*，EPEC）：主要引起婴儿腹泻。

③肠侵袭型大肠埃希菌（enteroinvasive *E.coli*，EIEC）：引起痢疾样腹泻（黏液脓血便）。

④肠出血型大肠埃希菌（enterohemorrhagic *E.coli*，EHEC）：其中O157：H7可引起出血性大肠炎和溶血性尿毒综合征（HUS）。

⑤肠黏附型大肠埃希菌（enteroaggregative *E.coli*，EAggEC）：不能用O-H分型。

5.7.4 沙门菌属

（1）沙门菌抗原成分

①O抗原：菌体抗原，为多糖-类脂-蛋白质复合物。O抗原是分群的依据。

②H抗原：鞭毛抗原，为不稳定的蛋白质抗原。

③表面抗原：Vi抗原、M抗原、O抗原三种。Vi抗原存在时可阻止O抗原与相应抗体发生凝集，故在沙门菌血清学鉴定时需要事先加热破坏Vi抗原。

（2）周身鞭毛，大多数有菌毛，无芽孢，无荚膜。

（3）胞内寄生菌。

（4）沙门菌变异性

①S-R变异：光滑型（S），初次分离株（smooth）；粗糙型（R），人工培养（rough）。

②H-O变异：有鞭毛-失去鞭毛。

③位相变异：双相H抗原沙门菌-单相H抗原。

④V-W变异：有Vi抗原-失去Vi抗原。

（5）沙门菌感染标本采集：第一周取血，第二、三周取尿液和大便，全程均可取骨髓培养。

【记忆】二便（采集病史总要询问患者"二便"，故第二、三周取尿、大便培养）。

（6）沙门菌菌落特点

SS：不透明或透明、无色或中央为黑色的菌落。

MAC：无色透明小菌落。

（7）肥达反应（测血清中有无沙门菌抗体），属于直接凝集试验，用已知伤寒O、H抗原，副伤寒沙门菌的H抗原，检测受检血清中有无相应的抗体。

拓 展

伤寒杆菌感染时，中性粒细胞减少。

（8）沙门菌生化特征：H_2S（+），动力（+），吲哚（-），脲酶（-）。

5.7.5　志贺菌

（1）志贺菌引起人类细菌性痢疾，我国以福氏和宋内志贺菌引起的菌痢最为常见。

（2）菌落特点

MAC：无色不透明。

SS：无色不透明或透明。

【注意】大肠埃希菌是粉红色菌落；沙门菌可以是无色透明菌落，也可以中央为黑色。

（3）细菌性痢疾和阿米巴痢疾均会导致脓血便，细菌性痢疾以脓为主，脓中带血；阿米巴痢疾以血为主，血中带脓，大便呈果酱样。

（4）志贺菌生化特征：动力（-）。

5.7.6　克雷伯菌属

（1）拉丝（+）。

（2）产酸克雷伯菌与肺炎克雷伯菌区别：吲哚试验，产酸克雷伯菌（+），肺炎克雷伯菌（-）。

（3）鸟氨酸脱羧酶（-）。

（4）氨苄西林天然耐药。

（5）克雷伯菌属动力（-）。

5.7.7　变形杆菌

（1）迁徙现象。

（2）普通变形杆菌和奇异变形杆菌区别：吲哚试验，普通变形杆菌（+），奇异变形杆菌（-）。

吲哚试验两个常用的鉴别：肺炎克雷伯菌（-）与产酸克雷伯菌（+）；普通变形杆菌（+）与奇异变形杆菌（-）。

（3）外斐反应：普通变形杆菌菌体抗原与某些立克次体有共同抗原，用于诊断某些立克次体病。

（4）含有铁离子或铅离子的培养基：产硫化氢菌株菌落中心呈黑色。

（5）尿素分解试验：某些细菌具有尿素分解酶，能分解尿素产生大量的氨，使培养基呈碱性。主要用于肠杆菌科中变形杆菌属细菌的鉴定。

5.7.8　黏质沙雷菌

（1）细菌中最小者。

（2）DNA 酶和葡萄糖酸盐均（＋）。DNA 酶试验：革兰氏阳性球菌中只有金黄色葡萄球菌产生 DNA 酶，在肠杆菌科中沙雷菌和变形杆菌产生此酶。

（3）在普通营养琼脂上生长良好，呈白色、红色或粉红色菌落。

5.7.9　鼠疫耶尔森菌

革兰氏阴性杆菌，形态短粗，两端钝圆，两极浓染，有荚膜，无鞭毛，无芽孢，陈旧培养物呈多形性。肉汤中 48h 后形成菌膜，稍加摇动后菌膜呈钟乳石状下垂。

（1）假结核耶尔森菌：25℃有周鞭毛，动力（＋）；37℃动力（－）。

【注意】产单核细胞李斯特菌 37℃动力（－），25℃（＋）。

（2）小肠结肠炎耶尔森菌：分解葡萄糖和蔗糖产酸不产气，绝大多数菌株不发酵乳糖，硫化氢阴性，脲酶阳性，靛基质不定。V-P 试验 25℃阳性，37℃阴性。鸟氨酸脱羧酶阳性。

（俞晓晨）

5.8　不发酵革兰氏阴性杆菌

不发酵或仅氧化形式利用葡萄糖的革兰氏阴性无芽孢杆菌；大部分为专性需氧菌。

氧化 - 发酵（O-F）试验是确定非发酵菌与发酵菌以及测定非发酵菌是否利用糖的基本试验。

5.8.1　铜绿假单胞菌

（1）氧化酶（＋），4℃不生长；荧光假单胞菌 4℃可以生长。

（2）常见于烧伤和创伤。

（3）专性需氧。

（4）血平板：扁平、湿润、有特殊气味（生姜味）的灰绿色或蓝绿色菌落，有金属光泽；周围有透明溶血环。

（5）绿脓素是水溶性色素，金黄色葡萄球菌的色素为脂溶性色素。

（6）铜绿假单胞菌是临床上引起败血症的常见细菌。

5.8.2 嗜麦芽窄食单胞菌

（1）氧化酶（－）。

（2）机会致病菌，临床治疗首选磺胺类，对亚胺培南天然耐药。

5.8.3 不动杆菌属

最常见的是鲍曼不动杆菌。

（1）三阴：氧化酶（－），动力（－），硝酸盐还原试验（－）。

（2）鲍曼不动杆菌和醋酸钙不动杆菌区别：44℃生长试验，鲍曼不动杆菌（＋），醋酸钙不动杆菌（－）。

5.8.4 军团菌

（1）初次分离必须采用L-半胱氨酸和铁离子，在活性炭-酵母浸液琼脂培养基（BCYE）上3～5天可形成1～2mm的光泽菌落。在F-G琼脂培养基上，3～5天可见针尖大小的菌落。

（2）与空调引起感染有关，引起机会感染和医院内感染。

（3）临床首选治疗药物红霉素。

（俞晓晨）

5.9 其他革兰氏阴性杆菌

5.9.1 嗜血杆菌属

（1）革兰氏阴性短小杆菌，多形性。营养要求高，临床选用巧克力培养基分离培养。

【知识回顾】需要用巧克力培养基的还有奈瑟菌属。

（2）流感嗜血杆菌致病力最强的血清型是：B型。

【知识回顾】对人致病的脑膜炎奈瑟菌主要是A群。

（3）卫星试验：流感嗜血杆菌需要V、X因子。V因子是脱氢酶的辅酶，由金黄色葡萄球菌提供。X因子是过氧化物酶、过氧化氢酶、细胞色素氧化酶的辅酶。

卫星试验原理：流感嗜血杆菌与金黄色葡萄球菌在血琼脂平板上共同培养时，由于金黄色葡萄球菌能合成较多的 V 因子，可促进流感嗜血杆菌的生长。在金黄色葡萄球菌周围生长的流感嗜血杆菌菌落较大，离金黄色葡萄球菌越远，生长的菌落越小。

（4）药敏选用专用培养基 HTM，质控菌株 ATCC49247。

（5）需常规检测 β- 内酰胺酶，阳性提示对青霉素、氨苄西林、阿莫西林均耐药。

（6）流感嗜血杆菌是我国儿童呼吸道首位致病菌。

5.9.2　鲍特菌属

（1）百日咳鲍特菌是百日咳的病原菌。

（2）初次分离营养要求高，选用在鲍金培养基或 CCBA 培养基。

5.9.3　布鲁菌属

（1）人畜共患病，常见波浪热、弛张热、不规则热、持续性低热（懒汉病）。

（2）革兰氏阴性短小杆菌，革兰氏染色为沙滩样。

（3）生长缓慢。

> **拓 展**
>
> 　　生长更缓慢的是结核分枝杆菌。布鲁菌如果处理时不按规定操作，会导致实验室感染。临床上血培养（包括关节液等）是需氧瓶且需 3 天以上时间报阳，有可能为布鲁菌。

（赵金英）

5.10　弧菌科及检验

弧菌科细菌共同特点：革兰氏阴性，直或微弯的杆菌；具有极端鞭毛，动力阳性；氧化酶阳性。

弧菌属、邻单胞菌属对 O/129 敏感，而气单胞菌属耐药。

5.10.1 弧菌科细菌概述

（1）分类：见图 5-5。

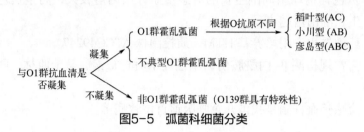

图5-5 弧菌科细菌分类

① O1 群霍乱弧菌。

② 不典型 O1 群霍乱弧菌：能被 O1 群血清凝集但不产生致病毒素。

③ 非 O1 群霍乱弧菌：其中 O139 群具有特殊性。

④ 其他弧菌：包括副溶血性弧菌、溶藻弧菌、河弧菌、创伤弧菌、麦氏弧菌和拟态弧菌。大多数为非病原菌，对人类致病的主要有霍乱弧菌和副溶血性弧菌，分别引起霍乱和食物中毒。

（2）抗原：耐热的特异性 O 抗原，特异性高，具有群特异性和型特异性，是分群和分型的基础。不耐热的非特异性 H 抗原，H 抗原为弧菌属所共有。

5.10.2 霍乱弧菌

（1）营养要求不高，可无盐生长。

（2）霍乱弧菌：耐碱不耐酸，部分菌株有荚膜。

（3）米泔水样便中，霍乱弧菌呈穿梭样或流星状运动。

（4）阴性杆菌，氧化酶（＋），极端鞭毛（悬滴观察呈"穿梭"样运动，染色观察，霍乱弧菌呈鱼群样），动力阳性，发酵葡萄糖。

（5）碱性琼脂平板：水滴状菌落（流感嗜血杆菌在巧克力平板上呈露滴状菌落）；TCBS：黄色菌落；含亚碲酸钾（或庆大霉素）琼脂平板：菌落中心呈灰褐色。

（6）致病物质：外毒素（霍乱肠毒素）。

霍乱弧菌是霍乱的病原菌，该病为一种急性烈性肠道传染病，发病急，传染性强，死亡率高。

5.10.3 副溶血性弧菌

副溶血性弧菌是一种嗜盐性弧菌。常存在于近海岸海水、海产品及盐渍食品中。

（1）营养要求不高；嗜盐性弧菌。

（2）副溶血性弧菌专用选择培养基：形成稍隆起、浑浊、无黏性的绿色菌落。TCBS琼脂：不发酵蔗糖，菌落绿色。

（3）无盐培养基中不生长。35g/L NaCl是最适浓度，也能在70g/L NaCl培养基中生长，在100g/L NaCl培养基中不生长。

（4）所致疾病为食物中毒及急性胃肠炎，常为被污染的海产品及盐腌制品所引起。

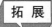

拓　展

肠球菌：高盐（6.5% NaCl）、高碱（pH 9.6）、40%胆汁培养基上可生长。

（5）神奈川现象：致病菌株能使人或兔红细胞发生溶血，对马红细胞不溶血，称神奈川试验阳性。

5.10.4　气单胞菌属

（1）氧化酶（+）与肠杆菌科相鉴别。

（2）发酵葡萄糖，与非发酵菌相鉴别。

（3）特殊结构：单极鞭毛，运动极为活泼；无芽孢，有窄的荚膜。

（赵金英）

5.11　弯曲菌属和幽门螺杆菌及检验

5.11.1　概述

弯曲菌属：微需氧，不分解糖类，氧化酶阳性，菌体弯曲呈逗点状、S形或螺旋状，有动力的革兰氏阴性菌。初次分离时需在含5% O_2、85% N_2、10% CO_2气体环境中生长，传代培养时能在10% CO_2环境中生长。

弯曲菌属细菌生化反应不活泼。不分解糖类、不液化明胶、不分解尿素，V-P和甲基红试验均阴性。

5.11.2　空肠弯曲菌

（1）人类腹泻常见病原菌；胎儿弯曲菌可引起肠道外感染。

（2）特殊结构：单鞭毛，运动活泼，投镖式或螺旋状运动。

（3）空肠弯曲菌在43℃生长，25℃不生长。胎儿弯曲菌在25℃生长，

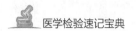

43℃不生长。37℃都能生长。

5.11.3　幽门螺杆菌

（1）幽门螺杆菌是一类氧化酶和过氧化氢酶均阳性，微需氧，在37℃能够生长、42℃少数生长的革兰氏阴性杆菌，有动力。

（2）与胃的疾病相关。一端或两端可有多根带鞘鞭毛。

（3）微需氧。

（4）温度环境：37℃能够生长，25℃不生长，42℃少数生长。

（5）氧化酶、触酶、DNA 酶均（＋），快速脲酶试验（＋）。

（6）临床检测常用 ^{13}C、^{14}C 标记的尿素呼吸实验。

（赵金英）

5.12　阳性杆菌

阳性杆菌汇总见图 5-6。

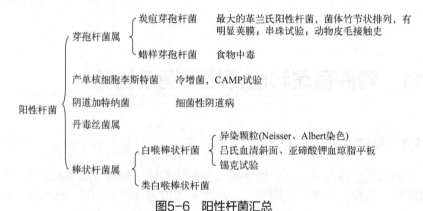

图5-6　阳性杆菌汇总

5.12.1　炭疽芽孢杆菌

（1）普通琼脂平板：粗糙型菌落，低倍镜下观察呈卷发状。

碳酸氢钠平板：有毒株形成黏稠有光泽的黏液型（M 型）菌落（有荚膜菌体）；无毒株形成粗糙型菌落（R 型）。

镜下：革兰氏阳性有荚膜竹节状大杆菌。

（2）串珠试验：待检菌接种于含青霉素 0.05 ～ 0.5U/mL 的培养基上，经

37℃培养 6h 后，炭疽芽孢杆菌发生形态变化，显微镜下见大而均匀的圆球状菌体，成串排列，为串珠试验阳性，类炭疽杆菌无此现象。

（3）炭疽芽孢杆菌致病物质：荚膜及炭疽毒素，炭疽毒素是致死的主要因素，所致疾病为炭疽病。

5.12.2　产单核细胞李斯特菌

（1）4℃能生长，可以冷增菌。产单核细胞李斯特菌又叫冰箱杀手。

（2）半固体培养基：出现倒伞形生长。

（3）通过胎盘及产道感染新生儿及感染免疫力低下者。

（4）CAMP 试验阳性。

（5）20℃有动力，37℃无动力。

5.12.3　白喉棒状杆菌

（1）一端或两端膨大的革兰氏阳性杆菌，无荚膜、无芽孢、无鞭毛、无菌毛。可用 Neisser（奈瑟）染色、Albert（阿培特）染色。Neisser（奈瑟）染色：菌体染成黄褐色，颗粒被染成紫黑色；Albert（阿培特）染色：菌体呈蓝绿色，异染颗粒蓝黑色（彩图 5-1）。

（2）调查人群在感染或计划免疫后对白喉是否产生免疫力，可用锡克试验。

（3）尿素分解试验：主要用于鉴别白喉棒状杆菌与类白喉棒状杆菌。白喉棒状杆菌（-），类白喉棒状杆菌（+）。

（4）吕氏血清斜面、亚碲酸钾血琼脂平板：其中吕氏血清斜面易形成异染颗粒（镜下有特点），亚碲酸钾血琼脂平板可形成黑色或灰黑色典型菌落（菌落有特点）。

（5）白喉杆菌最主要的毒力因子是白喉外毒素，可引起毒血症。

（6）白喉：查体可发现在咽后壁、腭弓等处有灰白色膜状物。

（7）毒力试验：可作为鉴定致病菌株的重要依据。Elek 平板毒力测定。

（赵金英）

5.13　分枝杆菌属

5.13.1　分枝杆菌属

5.13.1.1　分类

分枝杆菌属分类见图 5-7。

分枝杆菌属 ┫ 结核分枝杆菌
　　　　　 麻风分枝杆菌 ┫ 耻垢分枝杆菌
　　　　　 其他分支杆菌属 ┫ 龟分枝杆菌
　　　　　 鸟分枝杆菌　艾滋病患者易感染的非典型分枝杆菌是鸟-胞内复合分枝杆菌

图5-7　分枝杆菌属分类

5.13.1.2　分枝杆菌属特点

（1）细长或略带弯曲，呈分枝状生长的需氧杆菌。

（2）细胞壁含有大量脂类，又称抗酸杆菌。

（3）引起的疾病均为慢性，有肉芽肿病变的炎症特点。

（4）无内外毒素，其致病性与菌体某些成分如索状因子、蜡质 D 及分枝菌酸有关。

5.13.2　结核分枝杆菌

（1）生长缓慢，分裂速度为 18h 一代。

（2）直接涂片：萋 - 尼（热染法）或 Kinyoun（冷染法）抗酸染色，可见抗酸菌（蓝色背景下红色杆菌）。

（3）荧光显微镜检查法：金胺 O 染色，在荧光显微镜下分枝杆菌可发出荧光。

（4）专性需氧菌，营养要求高，必须在含血清、卵黄、马铃薯、甘油等特殊培养基上才能生长。常用罗氏培养基。菌落干燥、乳酪色、菜花样。

（5）Koch 现象：结核的特异性免疫是通过结核分枝杆菌感染后所产生，称为 Koch 现象。

（6）在组织中曾发现革兰氏阳性的非抗酸颗粒，后被称为 Much 颗粒。

（7）液体培养基中有毒力菌株在液体培养基中可呈索状生长，无毒株则无此现象。

（8）结核菌素试验（PPD 试验）。

结核菌素试验结果判读：①硬结直径＜ 0.5cm，说明无结核感染或处于原发感染的早期；②硬结直径在 0.5 ～ 1.5cm 之间，为阳性，表明机体曾感染过结核，但不表示正在患结核；③硬结直径大于 1.5cm，强阳性，表明可能有活动性肺结核，应进一步检查。

（9）镜下结核菌数量与结果之间的对应关系：首先全视野是指 100 个视野。100 个视野未找到，观察至 300 个视野，仍无，报（－）。100 ～ 300 个视野，找到 1 ～ 2 条，报（±）。100 个视野，找到 3 ～ 9 条，报（＋）。10 个视野，找到 1 ～ 9 条，报（2+）。每个视野，找到 1 ～ 9 条，报（3+）。每个视野，＞ 9 条，报（4+）。

【记忆】记住 10 个视野，找到 1 ～ 9 条，报（2+），10 是两位数，所以 2+。其余按类推，视野越少，加号越多，数量越多，加号也越多。

（10）结核菌培养阳性是确诊结核病的金标准。培养结果的报告方式如下。

阴性（–）：斜面无菌落生长。

阳性（+）：菌落生长占斜面面积 1/4。

阳性（2+）：菌落生长占斜面面积 1/2，即 2/4。

阳性（3+）：菌落生长占斜面面积 3/4。

阳性（4+）：菌落生长布满斜面面积 4/4。

【记忆】把整个斜面划分成 4 份，占四分之几就是几个加号。

（11）尿液查抗酸杆菌，使用的防腐剂是麝香草酚。

5.13.3　麻风分枝杆菌

（1）人类是麻风分枝杆菌的唯一宿主，也是唯一传染源（人类也是淋病奈瑟球菌的唯一终宿主）。

（2）典型的胞内寄生菌，该菌所在细胞胞质呈泡沫状，称麻风细胞。

（3）尚未人工培养成功，已用犰狳建立良好的动物模型。

除结核分枝杆菌和麻风分枝杆菌以外的分枝杆菌均称为非典型分枝杆菌。

（关　雪）

5.14　厌氧性细菌及检验

厌氧菌汇总见图 5-8。

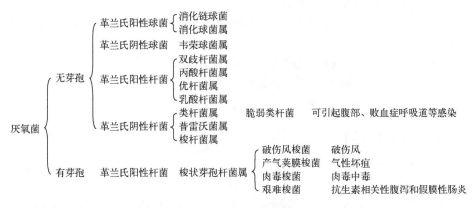

图5-8　厌氧菌汇总

145

5.14.1 破伤风杆菌

（1）细长；呈鼓槌状。芽孢在菌体顶端，呈圆形。

（2）革兰氏阳性菌；培养 48h 后，尤其芽孢形成后易转变为革兰氏阴性菌。

（3）特殊结构：有周鞭毛，无荚膜。

（4）专性厌氧菌。

> **拓展**
>
> 厌氧状态的指示：化学法，亚甲蓝和刃天青。无氧时均呈白色，有氧时亚甲蓝呈蓝色，刃天青呈粉红色。

（5）庖肉培养基：肉渣部分消化，微变黑。

（6）所致疾病：破伤风。致病物质：外毒素（痉挛毒素），细菌本身不入血。表现为：骨骼肌痉挛。牙关紧闭，苦笑面容。破伤风的临床表现典型，一般根据临床症状即可做出诊断，所以一般不做细菌学检查。

（7）破伤风杆菌最适温度为 45℃。

5.14.2 肉毒梭菌

革兰氏阳性短粗杆菌，芽孢呈椭圆形，粗于菌体，位于次极端，使细菌呈汤匙状或网球拍状。肉毒毒素：毒性强（毒性最强的细菌毒素），导致肌肉麻痹。

5.14.3 产气荚膜梭菌

（1）无鞭毛；在机体内可形成明显的荚膜。

（2）芽孢呈椭圆形，次极端。

（3）血平板：多数菌株有双层溶血环。适用：卵黄（EYA）及兔血平板（RBA）。

（4）牛乳培养基出现"汹涌发酵"现象。

（5）所致疾病：气性坏疽，捻发感。

（6）外毒素以 α 毒素为主，本质是卵磷脂酶。

5.14.4 艰难梭菌

（1）革兰氏阳性粗长杆菌，有鞭毛，次极端有卵圆形芽孢，芽孢可在外环境存活数周至数月。

（2）CCFA 平板上菌落：黄色，粗糙型。在紫外线照射下呈黄绿色荧光。

（3）假膜性肠炎：重症患者水样便中可出现斑片状假膜。

5.14.5　无芽孢厌氧菌

人体的正常菌群，条件致病引起内源性感染。最常用的培养基是以牛心脑浸液为基础的血平板。

（1）败血症：主要由脆弱类杆菌引起。使用七叶苷胆汁平板（BBE）。

（2）中枢神经系统感染：主要由革兰氏阴性厌氧杆菌引起。

（3）口腔与牙齿感染：主要由消化链球菌等引起。

（4）呼吸道感染：主要由坏死梭杆菌、消化链球菌和脆弱类杆菌等引起。

（5）腹部和会阴部感染：主要由脆弱类杆菌引起。

（6）女性生殖道感染：主要由消化链球菌、普雷沃菌等引起。

（关　雪）

5.15　放线菌

放线菌汇总见图 5-9。对人致病的放线菌可按是否含有分枝菌酸分为两大类，一类不含分枝菌酸，如放线菌属；另一类含有分枝菌酸，如诺卡菌属。

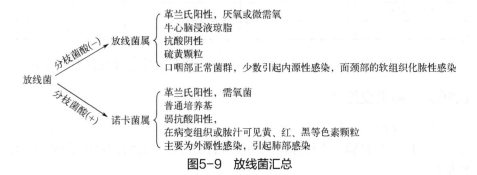

图5-9　放线菌汇总

（关　雪）

5.16　支原体

一类无细胞壁，呈高度多形态性，能通过除菌滤器，在人工培养基上能生长繁殖的最小原核型微生物。

5.16.1　支原体与细菌L型比较

（1）相同点：多形性、可通过滤菌器、对低渗敏感，菌落呈"荷包蛋"样。

（2）不同点：细菌 L 型在无抗生素等因素作用下，易返祖，而支原体不出现返祖现象。

5.16.2　支原体分类

（1）支原体分类：见图 5-10。

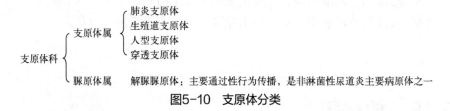

图5-10　支原体分类

（2）支原体鉴别：见表 5-6。

表5-6　支原体鉴别

支原体	葡萄糖	精氨酸	尿素
肺炎支原体	+	−	−
人型支原体	−	+	−
解脲脲原体	−	−	+

生长抑制实验 GIT 和代谢抑制实验 MIT，可将支原体分成若干血清型。

5.16.3　肺炎支原体

（1）典型的形态类似酒瓶状。

（2）PI 蛋白是肺炎支原体的主要特异性免疫源，是目前血清学诊断的主要抗原。

（关　雪）

5.17　衣原体

5.17.1　衣原体概述

（1）一群体积较小，能通过细菌滤器，细胞内专性寄生，并有独特发育周期的原核细胞型微生物。

原体：胞外存在形式，无繁殖能力，但有高度的感染性。

网状体又称始体：胞内繁殖型，无感染性。

（2）细胞壁缺乏肽聚糖。

（3）分类：沙眼衣原体、肺炎衣原体、鹦鹉热衣原体及家畜衣原体，前三种对人致病。

（4）检查衣原体常用吉姆萨染色法。

（5）包涵体指在易感细胞内含增殖的始体和子代原体的空泡。染色镜检，寻找上皮细胞细胞质内的包涵体，对鉴别衣原体有意义。

5.17.2　沙眼衣原体

（1）鸡胚卵黄囊中生长繁殖，也可在传代细胞（如 Mc Coy 和 HeLa229 株细胞）中培养。

（2）引起沙眼（眼 - 眼、眼 - 手 - 眼途径传播）、泌尿生殖道感染、性病淋巴肉芽肿（又称为第四性病）。

5.17.3　鹦鹉热衣原体

主要引起鸟类或家禽感染，以气溶胶形式传给人，使人发生上呼吸道感染、肺炎和毒血症。典型临床表现为非典型肺炎。

5.17.4　衣原体鉴别

衣原体鉴别见表 5-7。

表5-7　衣原体鉴别

染色方式	沙眼衣原体	肺炎衣原体	鹦鹉热衣原体
吉姆萨染色	空泡形	卵圆形	卵圆形，多形性
碘液染色	+	－	－
荧光抗体染色	抗 LPS 单抗检测上皮细胞内衣原体抗原		

（关　雪）

5.18　立克次体

5.18.1　立克次体概述

一类微小的原核细胞型微生物，有 DNA 和 RNA，大小介于一般细菌与病毒之间。

以节肢动物为传播媒介或储存宿主，但Q热立克次体可不借助节肢动物传播。

除极少数外均专性活细胞内寄生。除巴通体外，其他立克次体只能在活的真核细胞内生长。

立克次体的分离繁殖常用方法有鸡胚卵黄囊培养、细胞培养。

立克次体是以二分裂方式繁殖，立克次体结构与革兰氏阴性杆菌相似，含肽聚糖和脂多糖，不含磷壁酸。

5.18.2 立克次体分类

立克次体分类见图5-11。

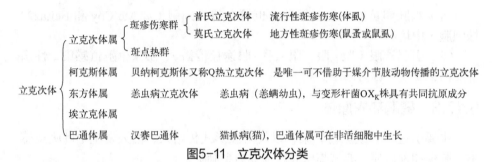

图5-11 立克次体分类

5.18.3 外斐反应

外斐反应：用于立克次体病的辅助诊断。大部分立克次体与普通变形杆菌某些X菌株的耐热多糖抗原有共同的抗原性，故可用这些X菌株代替立克次体抗原进行非特异性凝集反应去检测抗体，可作为立克次体病的辅助诊断，见表5-8。

表5-8 外斐反应

立克次体病	变形杆菌抗原		
	OX$_{19}$	OX$_2$	OX$_K$
流行性斑疹伤寒	4+	+	−
地方性斑疹伤寒	4+	+	−
斑点热	4+/+	+/4+	−
恙虫病	−	−	4+

5.18.4 立克次体斑疹伤寒群

（1）普氏立克次体→流行性斑疹伤寒（又称虱传斑疹伤寒）；莫氏立克次体→地方性斑疹伤寒（又称鼠型斑疹伤寒）。

（2）专性细胞内寄生。鸡胚成纤维细胞、L929 细胞和 Vero 细胞：繁殖一代需要 6 ～ 8h，培养时需要 CO_2。

（3）抗体检测：主要采用外斐反应（直接凝集试验）。

5.18.5　恙虫病立克次体

（1）东方体属。

（2）与变形杆菌 OX_K 株具有共同抗原成分。

5.18.6　贝纳柯克斯体

（1）致病物质为脂多糖。导致 Q 热。

（2）对人的感染力特别强，是唯一可不借助于媒介节肢动物传播的立克次体。

5.18.7　巴通体

（1）唯一可非细胞内生长的立克次体。

（2）导致猫抓病。

（关　雪）

5.19　螺旋体及检验

5.19.1　螺旋体概述

螺旋体有细胞壁、原始核，以二分裂方式繁殖，对抗生素敏感。所致疾病主要有性传播疾病和自然疫源性疾病。螺旋体汇总见图 5-12。

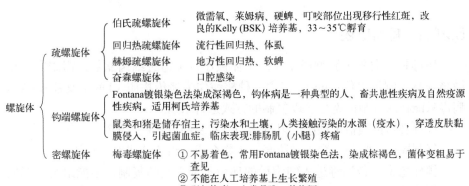

图5-12　螺旋体汇总

5.19.2　钩端螺旋体

钩端螺旋体属营养要求较高，在含有兔血清（如柯氏培养基）和含白蛋白、脂肪酸的培养基中生长良好。

5.19.3　梅毒螺旋体

梅毒螺旋体不能在人工培养基上生长繁殖。梅毒螺旋体的检测方法如下。

（1）非密螺旋体抗原试验（非特异性试验）：多用牛心类脂质作为抗原，测定患者血清中的反应素（抗脂质抗体）。

①性病研究实验室试验（VDRL）。

②快速血浆反应素试验（RPR）：本试验半定量对评价疗效和判断是否有再感染等有一定价值。

③不加热血清反应素试验（USR）。

（2）密螺旋体抗原试验（特异性试验）：用密螺旋体抗原，检测患者血中的特异性抗体。

①荧光密螺旋体抗体吸附试验（FTA-ABS）。

②抗梅毒螺旋体抗体的微量血凝试验（MHA-TP）。

③梅毒螺旋体明胶凝集试验（TPPA）。

④ELISA。

⑤免疫印迹试验。

（关　雪）

5.20　病毒感染的实验诊断

5.20.1　病毒概述

病毒是一类非细胞型微生物。个体极小，可通过细菌滤器，需用电子显微镜观察（测量单位：nm）。仅含一种核酸作为遗传物质（DNA或者RNA）。病毒只能在活细胞内寄生，以复制的方式进行增殖。

病毒必须依赖宿主细胞，以特殊的自我复制方式进行增殖。

复制周期：吸附、穿入、脱壳、生物合成、组装与成熟、释放。

顿挫感染：若病毒进入细胞后的环境不利于它的复制，不能组装或释放有感染性的病毒颗粒。

缺损病毒：由于病毒基因组不完整或基因位点改变而复制出不完整无感

染性的病毒。

干扰现象：当两种不同的病毒或两株性质不同的同种病毒，同时或先后感染同一细胞或机体时，可发生一种病毒抑制另一种病毒增殖的现象。病毒汇总见图 5-13。

病毒	呼吸道病毒	流行性感冒病毒	分节段的单负链RNA能在鸡胚或原代猴肾细胞或犬肾传代细胞中增殖
		副流感病毒	不分节段的单负链RNA
		呼吸道合胞病毒	不分节段的单负链RNA，不能在鸡胚中增殖，可在人类上皮细胞内增殖，上皮细胞融合成多核巨细胞，胞质内形成嗜酸性包涵体，引起婴幼儿下呼吸道疾病的最常见的病毒
		腺病毒	线形双股DNA，嗜碱性包涵体
		麻疹病毒	单负链RNA，多核巨细胞，嗜酸性包涵体，儿童时期最常见的急性呼吸道传染病
		风疹病毒	单正链RNA，耳后淋巴结肿大
		冠状病毒	单正链RNA
	肠道病毒(粪口传播)	脊髓灰质炎病毒	脊髓灰质炎即小儿麻痹症
		柯萨奇病毒	手足口病、疱疹性咽颊炎
		埃可病毒	肠道病毒以感染胃肠道作为开始，但很少引起胃肠道疾病
		新肠道病毒	手足口病
	黄病毒	流行性乙型脑炎病毒	流行性乙型脑炎，简称乙脑
	出血热病毒	汉坦病毒、新疆出血热病毒	
	疱疹病毒(dsDNA)	单纯疱疹病毒	HSV-1感染常局限在口咽部，引起口咽部疱疹；HSV-2主要表现为生殖器疱疹
		水痘-带状疱疹病毒	儿童原发感染：水痘；成人复发感染：带状疱疹(成人感染最常见的并发症是肺炎)
		巨细胞病毒	嗜碱性包涵体，形似猫头鹰眼
		EB病毒	传染性单核细胞增多症(异淋)、鼻咽癌、霍奇金淋巴瘤
	肝炎病毒		
	逆转录病毒	HIV，以侵犯CD4细胞为主，造成细胞免疫功能缺陷	
	狂犬病毒	嗜神经性病毒，嗜酸性包涵体，内基小体	
	人乳头瘤病毒	尖锐湿疣	
	轮状病毒	A组引起婴幼儿急性胃肠炎（蛋花汤样便），B组引起成人腹泻。电镜下，犹如车轮状外形	

图5-13　病毒汇总

5.20.2　HIV病毒（人类免疫缺陷病毒）

（1）RNA 病毒，包膜上镶嵌有 gp120 和 gp41 两种特异的糖蛋白。gp120 与 CD4 受体蛋白结合。

（2）基因组：两条单股正链 RNA。

gag 基因编码病毒核心蛋白，其中衣壳蛋白 p24 特异性最强。*pol* 基因编码病毒复制所需的酶类。

env 基因编码合成两种包膜糖蛋白 gp120 和 gp41。

（3）CD4 分子是 HIV 的主要受体。

（4）检测

① 抗原检测：常用间接 ELISA 法检测 p24 抗原。

② 抗体检测：抗 p24 及其前体 p55 的抗体在血清中出现最早，随后出现抗 gp120/160 的抗体，是初期感染的最稳定的指标。

（5）引起的疾病：艾滋病（AIDS）。

（6）确证试验：免疫印迹实验（WB）、放射免疫沉淀试验。

5.20.3 其他病毒

腺病毒是中等大小的无包膜病毒，核心为单一线形双股 DNA。

流行性乙型脑炎病毒的病毒基因组为单正链 RNA。

登革热病毒生存于人和猴体内，通过埃及伊蚊和白纹伊蚊等传播。

（关　雪）

5.21 真菌检查

5.21.1 真菌概述

真菌的基本结构为菌丝和孢子两大部分。具有典型细胞核，细胞壁含几丁质和（或）纤维素。真菌汇总见图 5-14。

- 真菌
  - 单细胞真菌（出芽繁殖）
    - 酵母菌：新型隐球菌(墨汁染色)
    - 类酵母菌：白色念珠菌(最常见，可导致鹅口疮；血清芽管形成试验阳性、厚膜子形成试验阳性)、热带假丝酵母菌、光滑假丝酵母菌、克柔假丝酵菌对氟康唑天然耐药
    - 二者鉴别：尿素酶实验，隐球菌(+)
  - 多细胞真菌（菌丝生长）
    - 丝状真菌（霉菌）
      - 菌丝
      - 孢子（致病性真菌多为无性孢子）
  - 双相型真菌：马尔尼菲青霉、组织胞浆菌
    - 37℃体内或体外含动物蛋白培养基为酵母相
    - 25℃体外普通培养基为霉菌相

图5-14　真菌汇总

单细胞真菌中有少数酵母菌可以二分裂繁殖，但多数真菌是以出芽、形成菌丝、产生孢子以及菌丝分枝与断裂等方式进行繁殖。有性孢子有卵孢子、接合孢子、子囊孢子和担孢子4种类型。

5.21.2　真菌菌落

（1）酵母型菌落：类似一般细菌菌落，菌落光滑、湿润、柔软、致密，显微镜检查可见圆形或椭圆形芽生细胞。

（2）类酵母型菌落：外观性状同酵母型菌落，但在菌落表面除有芽生细胞外，还有假菌丝伸入培养基中，如白色念珠菌。

（3）丝状菌落：菌落疏松，呈棉絮状、绒毛状或粉末状，菌落正面和背面可显示各种不同的颜色，常作为鉴定菌种的参考。

5.21.3　假丝酵母菌

（1）假丝酵母菌（俗称念珠菌），菌体圆形或卵圆形，革兰氏染色阳性，着色不均匀。以出芽繁殖，称芽生孢子。

（2）常用的白假丝酵母菌的鉴定方法：①芽管形成试验；②糖同化或发酵试验；③厚壁孢子形成试验；④商品化显色培养基。

（3）最常见。

（4）血清芽管形成试验（＋）、厚膜孢子形成试验（＋）。

（5）鹅口疮。

（6）常见假丝酵母菌菌落颜色：白色念珠菌，翠绿色；热带念珠菌，蓝灰色或铁灰色；光滑念珠菌，紫色；克柔假丝酵母菌，粉色；其他念珠菌呈白色。

5.21.4　隐球菌

（1）印度墨汁做负染色镜检。

（2）新型隐球菌在沙保弱培养基和血琼脂培养基上25℃和37℃均可生长，典型酵母型菌落。外周有荚膜，折光性强。

（3）尿素酶试验：新型隐球菌可产生尿素酶，白色念珠菌为阴性。

（4）致病物质：新型隐球菌的致病物质是荚膜。

（5）接种左旋多巴-枸橼酸铁和咖啡酸培养基，新型隐球菌呈棕黑色菌落。

5.21.5　组织胞浆菌

组织胞浆菌为双相型真菌，主要侵犯单核-吞噬细胞系统（网状内皮系

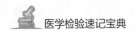

统），有时也可由血行播散而侵犯全身各脏器。

5.21.6 卡氏肺孢菌

（1）有包囊和滋养体两种形态。包囊为感染型，滋养体为繁殖型。

（2）导致间质性浆细胞肺炎，又称卡氏肺孢菌肺炎（PCP）。（导致间质性肺炎的还有支原体感染。）

（3）卡氏肺孢菌病是 AIDS 最常见、最严重的机会感染性疾病。

（4）空气传播。

（5）六胺银染色。

（蒋丽鑫）

5.22　生物安全

5.22.1　实验室生物安全水平

实验室生物安全水平一般分为四级。

（1）一级生物安全水平（BSL-1）实验室属基础实验室，常为基础教学、研究实验室，处理危险度 1 级微生物。

（2）二级生物安全水平（BSL-2）实验室属基础实验室，常为诊断、研究实验室，处理危险度 2 级微生物。

（3）三级生物安全水平（BSL-3）实验室属防护实验室，为特殊的诊断、研究实验室，处理危险度 3 级微生物。

（4）四级生物安全水平（BSL-4）实验室属最高防护实验室，供危险病原体研究，处理危险度 4 级微生物。

5.22.2　消毒和灭菌

消毒（disinfection）：是去除或杀灭病原微生物的过程。灭菌（sterilization）：是去除或杀灭所有微生物的过程。

【记忆】消毒，重点在"毒"，"毒"即病原微生物。

防腐是防止或抑制微生物生长繁殖的方法，微生物一般不死亡。

无菌是灭菌的结果，无菌操作是防止微生物进入机体或物体的操作技术。

监测高压灭菌器灭菌效果选用：嗜热脂肪芽孢杆菌。

监测紫外线杀菌效果选用：枯草芽孢杆菌黑色变种。

监测厌氧：亚甲蓝作为一种氧化还原指示剂。亚甲蓝有氧为蓝色，无氧为无色。

（蒋丽鑫）

5.23 药敏试验

5.23.1 扩散法（K-B法）

纸片琼脂扩散法：半定量。

（1）定义：将含有定量抗菌药物的纸片（药敏纸片）贴在已接种待检菌的琼脂平板表面特定部位，形成递减的梯度浓度，在纸片周围抑菌浓度范围内的细菌生长被抑制，形成透明的抑菌圈。抑菌圈的大小反映测试菌对测定药物的敏感程度，并与该药对待检菌的最低抑菌浓度（MIC）呈负相关，即抑菌圈愈大，MIC愈小。

（2）培养基：水解酪蛋白（Mueller-Hinton，M-H）琼脂，厚4mm。

（3）抗菌药物纸片：各纸片中心距离不小于24mm，纸片距平板内缘应大于15mm。

（4）结果判读

① 敏感（S）：常规剂量的测定药物在体内所达到的浓度能抑制或杀灭待测菌。

② 中介度（I）。

③ 耐药（R）：常规剂量的测定药物在体内达到有效浓度时不能抑制检测菌生长。

5.23.2 稀释法

（1）分肉汤稀释法和琼脂稀释法两种，其中琼脂稀释法是细菌药敏试验的金标准。

（2）定量。

（3）稀释法所测得的某抗菌药物抑制待测菌生长的最低浓度为最低（或最小）抑菌浓度（MIC），稀释法也可测定最小杀菌浓度（MBC）。

5.23.3　联合药敏实验

方阵稀释法：根据测定结果按下列公式计算部分抑菌浓度指数（FIC）。

$$FIC=\frac{药物A联合使用时的MIC}{药物A单独使用时的MIC}+\frac{药物B联合使用时的MIC}{药物B单独使用时的MIC}$$

判断标准：FIC 指数 ≤ 0.5，协同作用；0.5 < FIC 指数 ≤ 1，相加作用；1 < FIC 指数 ≤ 2，无关作用；FIC 指数 > 2，拮抗作用。

5.23.4　细菌耐药性表型的检测

（1）超广谱 β- 内酰胺酶（ESBLs）：常见于肺炎克雷伯菌、产酸克雷伯菌、大肠埃希菌和奇异变形杆菌。可以水解青霉素，一、二、三代头孢菌素和氨曲南，但头霉菌素和碳青霉烯类不受影响。

（2）葡萄球菌属（MRS）：葡萄球菌对甲氧西林的耐药是异常青霉素结合蛋白（PBPs）所致，由 *mecA* 基因编码。

抗甲氧西林金黄色葡萄球菌（MRSA）、凝固酶阴性葡萄球菌（MRSCON）对头孢菌素和复合性 β- 内酰胺类可在体外显示活性但临床无效，因此不应报告敏感。

（3）肠球菌属：对氨基糖苷类呈耐药性的肠球菌（HLAR）的测定，用高浓度庆大霉素或链霉素进行筛选。若耐药，表明肠球菌对青霉素或糖肽类与氨基糖苷类药物联合时呈现耐药。

（4）耐青霉素的肺炎链球菌（PRSP）：采用 1μg 苯唑西林的纸片筛选法。苯唑西林的抑菌圈 ≤19mm 的菌株应当测定 MICs。

5.23.5　合格的痰标本

白细胞 > 25 个 / 低倍视野，鳞状上皮细胞 < 10 个 / 低倍视野。

彩图 5-2 即为合格样本。

（蒋丽鑫）

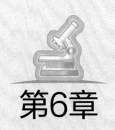

第6章

临床寄生虫检验

6.1 常见寄生虫分类

常见寄生虫分类见图 6-1。

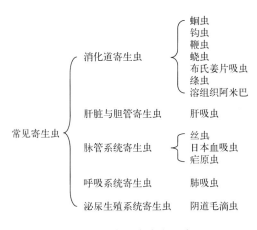

图6-1 常见寄生虫分类

（蒋丽鑫）

6.2 常见寄生虫识别

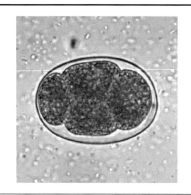	
钩虫卵	鞭虫卵
所致疾病：临床上以贫血、营养不良、胃肠功能失调为主要表现，重者可致发育障碍及心功能不全。 虫卵检查方法：饱和盐水浮聚法。	所致疾病：鞭虫寄生于人体的盲肠、阑尾及升结肠，严重感染可影响儿童的生长与发育，轻、中度感染者可无症状；重度感染者有腹泻、便血、里急后重、直肠脱垂、贫血与营养不良。 虫卵检查方法：饱和盐水漂浮法。
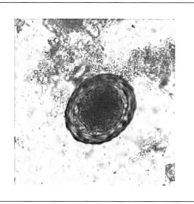	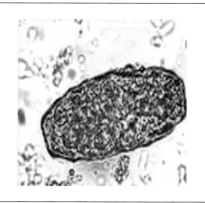
受精蛔虫卵	未受精蛔虫卵
受精蛔虫卵呈宽椭圆形，卵内含有一个大而圆的卵细胞。	未受精蛔虫卵呈长椭圆形，卵内充满大小不等的折光颗粒。

蛔虫卵检查方法：常用直接涂片法，采用沉淀法和饱和盐水浮聚法检出效果更好。

蛔蚴移行症：蛔蚴在寄生宿主体内移行时引起发热、全身不适、荨麻疹等。

肠蛔虫病：常见症状有脐周疼痛、食欲减退、善饥、腹泻、便秘、荨麻疹等，儿童有流涎、磨牙、烦躁不安等，重者出现营养不良。

异位蛔虫病：蛔虫有钻孔的习性，肠道寄生环境改变时可离开肠道进入其他带孔的脏器，引起异位蛔虫病。

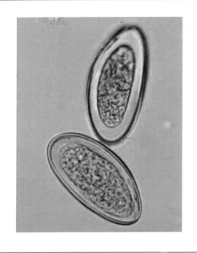 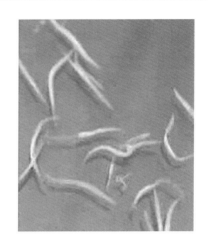

蛲虫卵	蛲虫成虫

致病与诊断：引起肛门及会阴部瘙痒。

虫卵检查方法：采用透明薄膜拭子法，擦取或粘取肛周皱襞污物镜检，一次检出虫卵率为50%左右，三次检出率达90%以上。

肛周成虫检查：因蛲虫有夜间爬出肛门外产卵的特性，故在儿童入睡后1～3h内观察肛周皮肤皱襞、会阴等处可发现成虫或雌虫。

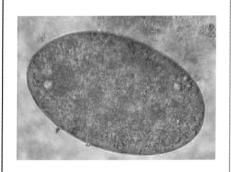 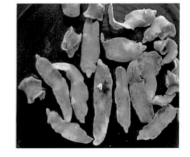

布氏姜片吸虫（虫卵）	布氏姜片吸虫（成虫）

姜片虫成虫的致病：包括机械性损伤及虫体代谢产物被宿主吸收引起的变态反应。

姜片虫的吸盘发达、吸附能力强，可使被吸附的黏膜坏死、脱落、肠黏膜发生炎症、点状出血、水肿以至形成溃疡或脓肿。病变部位可见中性粒细胞、淋巴细胞和嗜酸性粒细胞的浸润，肠黏膜分泌增加，血中嗜酸性粒细胞增多。轻度感染者可无明显症状。寄生虫数较多时常出现腹痛和腹泻及消化不良，排便量多、稀薄而臭，或腹泻与便秘交替出现，甚至发生肠梗阻。在营养不良又反复中度感染的病例，尤其是儿童，可出现低热、消瘦、贫血、水肿、腹水以及智力减退和发育障碍，少数可因衰竭、虚脱而死。

检测：应用直接涂片法和反复水洗沉淀法查出虫卵便可确诊。虫卵呈淡黄色，长椭圆形或卵圆形，大小为（130～145）μm×（85～97）μm。卵壳很薄，有卵盖。卵内含有一个卵细胞，呈灰色，卵黄细胞30～50个，内含脂质颗粒，致密而相互重叠。

特点：体长20～75mm，宽8～20mm，厚0.5～3mm。体表有小棘，易脱落。口腹吸盘均在虫体前端，相距较近。副吸盘呈漏斗状，大小是口吸盘的4～6倍。肉眼可见其腹吸盘。

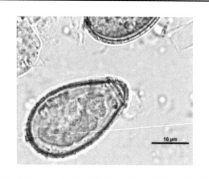

肝吸虫卵

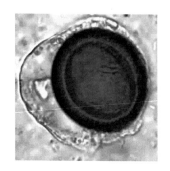

绦虫卵

致病性：成虫寄生在人或动物的胆管内，成虫寿命可达 20～30 年或更长时间，虫体摄取宿主的红细胞、白细胞，并不断排出代谢产物和分泌有毒物质，损害宿主。成虫不断排出虫卵，虫卵随胆汁进入消化道与大便一起排出体外。

检测：确诊有赖于大便直接涂片或浓缩法找虫卵。

形状：虫卵形似芝麻粒。

大便多次阴性者，可作十二指肠引流，采集胆汁找虫卵。免疫学检查，如皮内试验、对流免疫电泳等可辅助诊断。

致病性：常见的有猪肉绦虫、牛肉绦虫，成虫引起绦虫病，幼虫引起囊虫病。

检测：在大便中查到虫卵或节片是确诊的依据。但因虫卵不直接排入肠腔，大便的检出率较低。当节片通过肛门时，由于节片活动增强而破裂，故肛门周围虫卵较多。因此，肛门拭子法、透明胶纸法的检出率较直接涂片法为高。

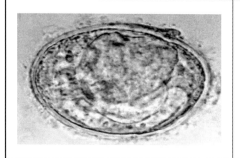

血吸虫虫卵

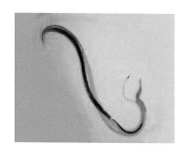

血吸虫成虫（雌雄合抱）

检查：从大便内检查虫卵或孵化毛蚴以及直肠黏膜活体组织检查虫卵。

（1）皮内试验（IDT）：一般皮内试验与粪检虫卵阳性的符合率为 90% 左右，但可出现假阳性或假阴性反应，与其他吸虫病可产生较高的交叉反应；并且患者治愈后多年仍可为阳性反应。此法简便、快速、通常用于现场筛选可疑病例。

（2）检测抗体：血吸虫病患者血清中存在特异性抗体，包括 IgM、IgG、IgE 等，如受检者未经病原治疗，而特异性抗体呈阳性反应，对于确定诊断意义较大；如经病原治疗，特异性抗体阳性，并不能确定受检者体内仍有成虫寄生，因治愈后，特异性抗体在体内仍可维持较长时间。

（3）检测循环抗原（CAg）：由于治疗后抗体在宿主体内存留时间较长，其阳性结果往往不能区分现症感染和既往感染，也不易于评价疗效。循环抗原是生活虫体排放至宿主体内的大分子微粒，主要是虫体排泄、分泌或表皮脱落物，具有抗原特性，又可为血清免疫学试验所检出。从理论上讲，CAg 的检测有其自身的优越性，它不仅能反映活动性感染，而且可以评价疗效和估计虫种。

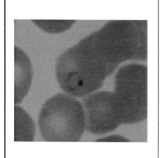	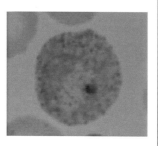	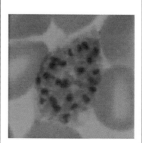
间日疟环状体	间日疟大滋养体	间日疟裂殖体

致病性：一次典型的疟疾发作表现为寒战、高热和出汗退热 3 个连续阶段。
病原学诊断：血膜染色法。薄血膜容易鉴定虫种、但容易漏检。厚血膜检出率高，但不易辨别虫种。

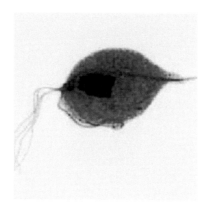

阴道毛滴虫

致病性：引起滴虫性阴道炎（泡沫状白带）、尿道炎及前列腺炎。

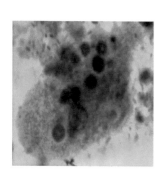	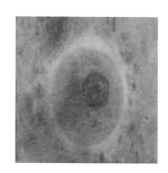
溶组织内阿米巴滋养体	溶组织内阿米巴包囊（1核）

163

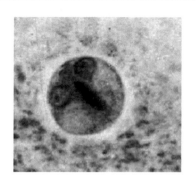

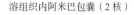溶组织内阿米巴包囊（2 核）	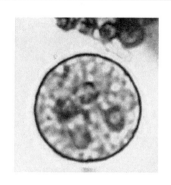溶组织内阿米巴包囊（4 核） 此为成熟包囊，称为感染期包囊

阿米巴的生活史包括包囊和滋养体两个阶段。
急性患者查黏液脓血便中活动的滋养体，慢性患者的软便用碘液染色法检查包囊为主。

（蒋丽鑫）

临床实验室质量管理

参考文献

[1] 尚红，王毓三，申子瑜 . 全国临床医学检验操作规程 . 4 版 . 北京：人民卫生出版社，2015.

[2] 尹一兵，倪培华 . 临床生物化学检验技术 . 北京：人民卫生出版社，2015.

[3] 许文荣，林东红 . 临床基础检验学技术 . 北京：人民卫生出版社，2015.

[4] 夏薇，陈婷梅 . 临床血液学检验技术 . 北京：人民卫生出版社，2015.

[5] 刘运德，楼永良 . 临床微生物学检验技术 . 北京：人民卫生出版社，2015.

[6] 胡晓波，李莉 . 临床实验室质量管理 . 北京：人民卫生出版社，2018.

[7] 步宏，李一雷 . 病理学 . 9 版 . 北京：人民卫生出版社，2018.

[8] 万学红，卢雪峰 . 诊断学 . 9 版 . 北京：人民卫生出版社，2018.

[9] [美] McPherson A R, Pincus MR. Henry 临床实验诊断学 . 王琳，主译 . 23 版 . 北京：人民卫生出版社，2020.

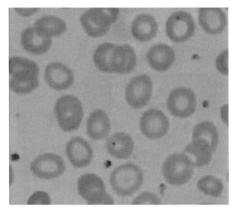

彩图1-1　环形红细胞

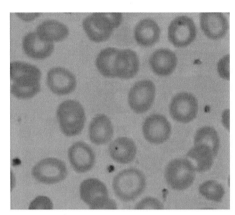

彩图1-2　球形红细胞

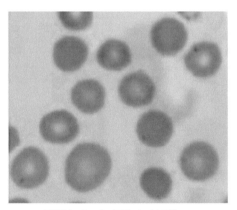

彩图1-3　红细胞大小不均一

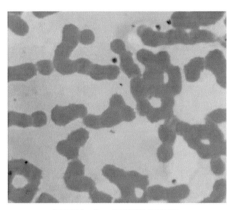

彩图1-4　缗钱状红细胞

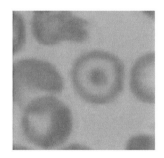

彩图1-5　靶形红细胞

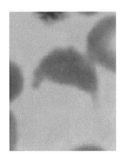

彩图1-6　棘形细胞

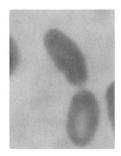

彩图1-7　椭圆形
红细胞

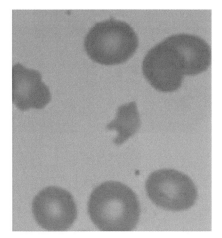
彩图1-8　红细胞碎片

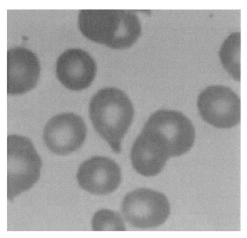
彩图1-9　泪滴形红细胞

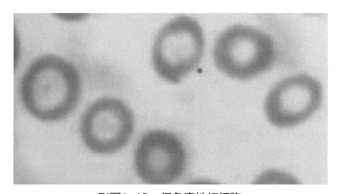
彩图1-10　低色素性红细胞

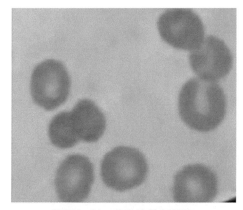
彩图1-11　高色素性红细胞

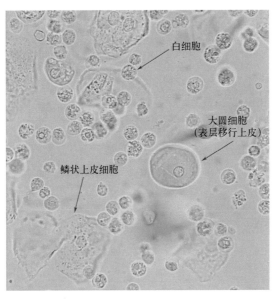

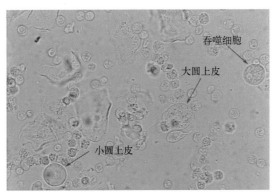

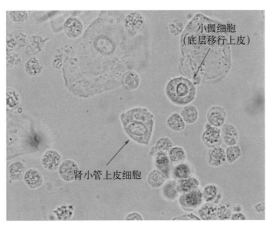

彩图 1-12 尿液细胞检查（镜下细胞）

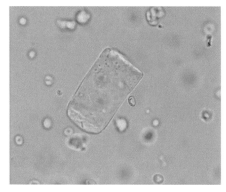

彩图1-13　蜡样管型

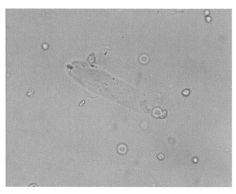

彩图1-14　透明管型

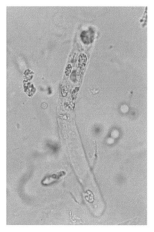

彩图1-15　白细胞管型

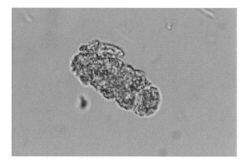

彩图1-16　颗粒管型

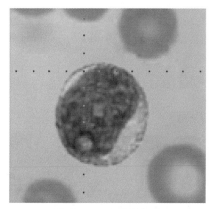

彩图2-1　原始粒细胞

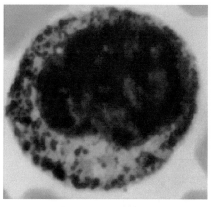

彩图2-2　早幼粒细胞

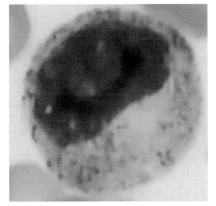

彩图2-3　中幼粒细胞

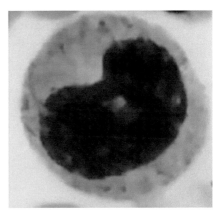

彩图2-4　晚幼粒细胞

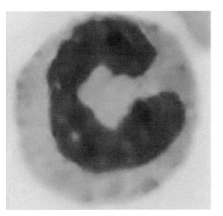

彩图2-5　杆状核细胞

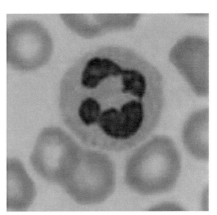

彩图2-6　分叶核细胞

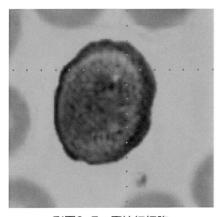

彩图2-7　原始红细胞

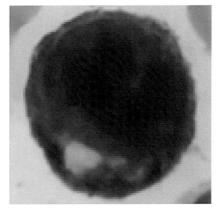

彩图2-8　早幼红细胞

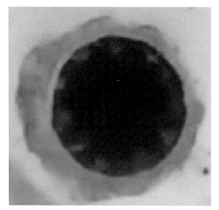
彩图2-9　中幼红细胞

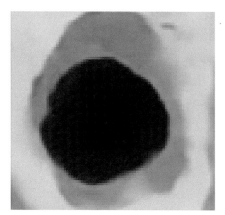
彩图2-10　晚幼红细胞

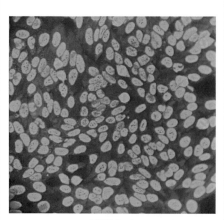
彩图4-1

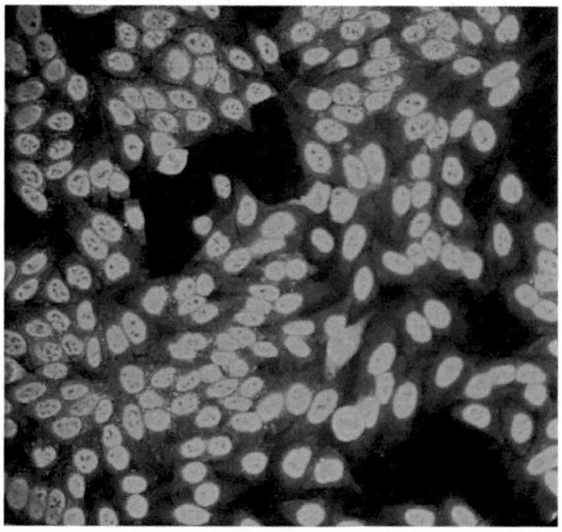

彩图4-2

方法：抗核抗体ANA 间接免疫荧光法IIF阳性
核型：核颗粒型
滴度：1∶320
细胞：HEP-2细胞、人喉癌上皮细胞

方法：抗核抗体ANA 间接免疫荧光法 IIF阳性
核型：核颗粒型
滴度：1∶320
细胞：人喉癌上皮细胞

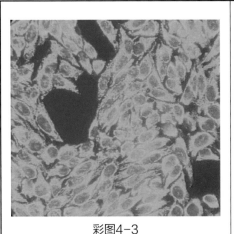

彩图4-3

方法：抗核抗体ANA 间接免疫荧光法IIF阳性
核型：胞浆颗粒型
滴度：1：320
细胞：HEP-2细胞、人喉癌上皮细胞

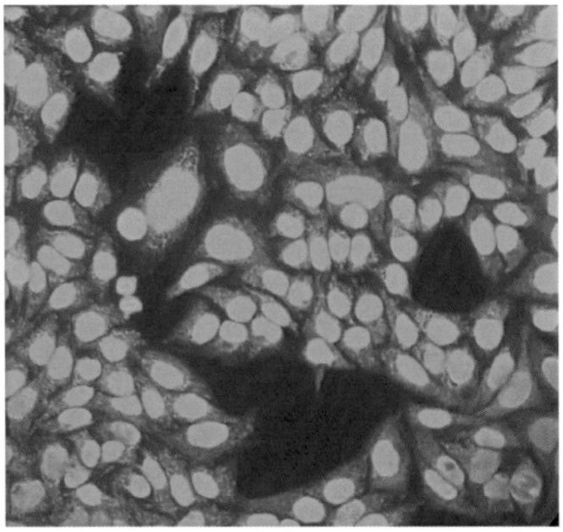

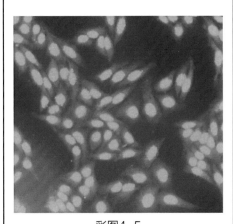

彩图4-4

方法：抗核抗体ANA 间接免疫荧光法IIF阳性
核型：核均质型
滴度：1：320
细胞：HEP-2细胞、人喉癌上皮细胞

彩图4-5

方法：抗核抗体ANA 间接免疫荧光法IIF阳性
核型：着丝点型
滴度：1：320
细胞：HEP-2细胞、人喉癌上皮细胞

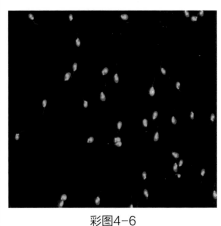

彩图4-6

方法：抗双链DNA抗体间接免疫荧光法IIF
抗双链DNA抗体（dsDNA）阳性
（绿蝇短膜虫）

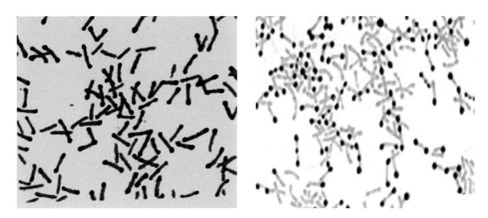

彩图5-1　白喉棒状杆菌染色

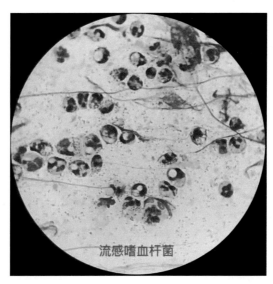

流感嗜血杆菌

彩图5-2　合格痰标本